# 手诊札记

## ——手诊彩色图解

临床实战版

主编 李岩　周震　王遵来

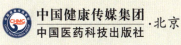

中国健康传媒集团·北京

中国医药科技出版社

# 内 容 提 要

　　手诊属于中医望诊的一部分，内容精细繁杂，对临床诊断的指导意义巨大。李岩教授研究、应用手诊20余年，临床验证总结了大量的宝贵经验，一一写入本书。本书分为三部分，分别为手诊总论、手诊基础知识、手诊临床实例。书中有很多原创性内容，通过丰富的彩色图示和详尽的文字解析，帮助读者掌握手诊的基本原理和方法。全书内容丰富，图文并茂，语言通俗易懂，让零基础的中医爱好者也能看得懂、学得会、用得上，是一本实用的中医手诊参考书。

**图书在版编目（CIP）数据**

　　手诊札记：手诊彩色图解：临床实战版 / 李岩，周震，王遵来主编 . -- 北京：中国医药科技出版社，2025. 6. -- ISBN 978-7-5214-5214-3

　　Ⅰ . R241.29-64

中国国家版本馆 CIP 数据核字第 20257SS196 号

**美术编辑**　　陈君杞
**版式设计**　　也 在

出版　**中国健康传媒集团** | 中国医药科技出版社
地址　北京市海淀区文慧园北路甲 22 号
邮编　100082
电话　发行：010-62227427　邮购：010-62236938
网址　www.cmstp.com
规格　710×1000mm $\frac{1}{16}$
印张　15 $\frac{1}{2}$
字数　283 千字
版次　2025 年 6 月第 1 版
印次　2025 年 6 月第 1 次印刷
印刷　天津市银博印刷集团有限公司
经销　全国各地新华书店
书号　ISBN 978-7-5214-5214-3
定价　**69.00 元**

获取新书信息、投稿、为图书纠错，请扫码联系我们。

# 编委会

# 前　言

作为一名从事临床工作 30 余年的中医大夫，望、闻、问、切这四个字对我来说已经形成肌肉记忆了。所谓"望而知之谓之神"，手诊是望诊的重要组成部分，但在工作初期我并没有注意到手诊，与手诊开始结缘是 2006 年拜访天津北辰北门医院王维栋院长，听他提到手诊诊病思路时仿佛打开了一个新世界，于是我便萌生了学习手诊的想法。

之后的自学过程借用南京市书法家金鉴才老先生的"走弯路是常态"这句话形容再合适不过，本想通过通读大量的手诊书籍和文章后集诸家之精华，却因各家之言不同使自己陷入了迷惑，那段时间在临床诊病过程中也会出现不敢断言的情形。因为始终怀揣着对手诊的莫大兴趣，学习时虽然彷徨，却未曾放下。再次走近手诊是网课盛行之时，我反复、系统地听了相关讲座，机缘巧合下结识了专注于手诊研究的赵理明老师，赵老师对于我这种初学者可谓倾囊相授，每次遇到问题向赵老师请教时他总会耐心释疑解惑，自此真正开始了我的手诊诊病之旅。

从学习手诊知识到临床实践应用，正所谓"他山之石，可以攻玉"，也让我真正体会到一名医者学习成长道路上的循环与往复。"学以致用的智慧不在书中，而在其外，全凭经历体验才能获得"，在临床实践中，我一边运用所学手诊知识诊病，并借助现代医学检查技术来佐证判断是否正确，详细记录典型病例；一边将手诊与中医辨证思维结合到一起指导临床。通过收集病例总结规律，我慢慢对一些手诊知识有了自己的判断。比如手诊书籍里提到 13 线提示肿瘤风险，我通过临床观察发现肿瘤患者除上述特征之外，多数存在感情线和智慧线接近平行的关系。因此将临床病例以学习笔记的形式整理编纂成此书。

本书分为手诊总论、手诊基础知识和手诊临床实例三部分。手诊总论部分介绍手诊原则、注意事项以及认识误区等内容；手诊基础知识部分从观手掌、观手指、观掌纹、观血络、观手背、观手态 6 个方面详细介绍手诊内容；手诊临床实例部分则采用图文并茂的形式展示病例，每则病例后附详细的诊断说明与讲解，为读者提供详细的手诊诊断思维路径。

手诊可以成为临床大夫诊病的一把利器，也可以是帮助大众认识自己身体的一面镜子。借助手诊知识的传播，帮助大众更好地认识自己的身体，提升个人生活品质，这也是编纂本书的初心所在。手诊传递的信息不仅局限于当前身体状态，还包括家族遗传病史、个人生活史等。对于不可逆转的家族遗传病，我们可以做到提前干预，延缓疾病的发生。比如有次通过手诊判断一名患者有高血压家族病史，经详细询问得知 B 超检查提示颈部动脉血管斑块形成，随后告知他坚持服用三七粉，三年之后复查 B 超提示颈部动脉血管斑块消失，这就是用手诊帮我们未病先防、守护健康的实例。

学习、应用手诊的经历让我想到了之前跟随国医大师贺普仁教授学习的时期，他曾说过一名医生的从医之路有 5 位老师，即书本、授课老师、学生、患者，还有同行，对于个人临床感悟及心得不能秘而不宣。我对于个人临床经验所持的态度正如赵理明老师在一次大型手面诊公益讲座中回答记者所说："世界上的人，我一个人救不完，也看不完，世界上的钱我一个人也挣不完，凡保守者是狭小的思想在捣鬼，狭隘的心胸在作祟。"因此，今将个人在临床中收集的典型手诊照片，以学习笔记的形式记录下来，以期与同道分享。本书所用示例照片皆为临床实例采集，所附注解及观点多为个人临床经验总结，如有不当之处，敬请同道指正。

李岩

**2024 年 12 月**

# 目录

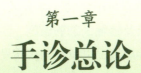

第一章
# 手诊总论

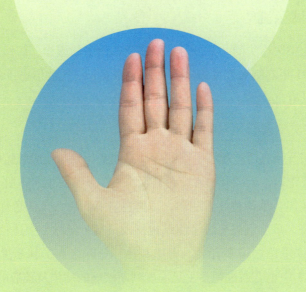

中医诊法包括望诊、闻诊、问诊和切诊，其中望诊居四诊之首，正如《难经》所言："望而知之谓之神"。望诊的理论依据源于中医诊法中司外揣内的整体观思想，即《灵枢·本脏》中言："视其外应，以知其内脏，则知所病矣。"人体内在脏腑、气血、经络病理变化均可在体表相应部位反映出来。其中，手掌与脏腑关系密切，并通过经络与人体的十二经脉相连通，结合现代解剖生理学认识，手部有密集分布的神经和血管，同时手部在大脑皮层中占据相当大面积的神经反射投射区。因此，手掌是人体脏腑、经络气血变化的反映部位，手诊可以作为中医诊病方法之一，这充分体现了中医整体观的核心思想。

手诊是在中医诊断理论指导下结合手掌分区，通过观察手掌的色泽、形态、指甲、斑点、血络、掌纹以及感触手掌的温度、湿度、软硬等，来评估人体的先天体质状况、当下的身体健康情况以及预判疾病发生可能性的一种中医辅助诊断方法。

## 一、发展源流

手诊作为中医诊法的一部分，主要涉及四诊中的望诊、切诊。"手诊"一词的提出源于1991年刘剑锋教授编写的《观手知病——气色形态手诊法精要本》，但望手诊病古已有之。

### （一）首见于秦汉

秦汉时期开始有通过观察手部颜色及温度变化判断相应脏腑病变的文献记载，如《素问·痿论篇》云"肝热者，色苍而爪枯"及《灵枢·本脏》中言"肝应爪，爪厚色黄者胆厚，爪薄色红者胆薄，爪坚色青者胆急，爪濡色赤者胆缓，爪直色白无纹者胆直，爪恶色黑多纹者胆结也"。《灵枢·经脉》中还论述了鱼际脉络诊法："胃中寒，手鱼之络多青矣。胃中有热，鱼际络赤，其暴黑者，留久痹也。"《伤寒杂病论》中也有通过观察手足温度判断疾病的病位及预后的记载，如"伤寒脉浮而缓，手足自温者，是为系在太阴"。

### （二）发展于唐宋

唐宋时期手诊发展迅速。唐代王超在《仙人水镜图诀》中首次提出望小儿食指脉络诊病，创立"风气命三关"理论，沿用至今。宋代许叔微在《普济本事方》中最早记载了小儿食指脉络诊法，丰富了《黄帝内经》中望色诊病的内容。

## （三）提升于明清

明清时期出现了手诊附图，手诊理论逐渐丰富。清代陈复正在《幼幼集成》中提出了"浮沉分表里，红紫辨寒热，淡滞定虚实，三关测轻重"的小儿食指脉络法。许克昌在《外科证治全书》中提出指甲与脏腑的定位关系，将手诊与经络理论融合。汪宏所著的《望诊遵经》是我国现存最早的望诊专书，书中对手诊做了系统论述，介绍了通过气色变化判断疾病病因、病机及预后等内容，是对中医望诊的一次全面总结。

## （四）成熟于近现代

现代学者借助现代仪器设备，对手诊的基础研究和临床研究不断深入，使手诊的准确性、实用性和普及性大大提高。关于手诊的书籍专著更为丰富，出现了不同流派。王晨霞编著的《王晨霞掌纹图典》是我国第一部制订掌纹诊断疾病标准的专著；王大有（韶华子）编著的《掌纹诊病实用图谱》，将掌纹分为16条线和18种纹符，从纹线中观察身体健康状况；刘剑锋教授在其编写的《观手知病——气色形态手诊法精要本》中提出气色形态手诊法，通过观察手部气、色、形、态，进行疾病的定位、定性，将中医辨证与西医诊病相结合。此外，手诊相关的专著还有蔡洪光编著的《观手知健康——经络全息手诊》、胡云高编著的《手掌诊病基础图解》、赵理明编著的《实用掌纹诊病技术》。

# 二、应用原理

手诊作为中医辅助诊断方法之一，与中医的整体观、脏腑学说、经络理论密切相关。同时将中医理论与现代生物全息论、解剖学说与微循环学说的有机结合也成为手诊现代研究的基本原理。

## （一）手与经络的关系

经络学说是研究人体经络系统的循行分布、生理功能、病理变化及其与脏腑、形体官窍、气血津液等相互关系的学说，可以解释人体各部位的相互影响关系。双手通过经络与人体的十二经脉、五脏六腑相连通，《灵枢·海论》中言："夫十二经脉者，内属于腑脏，外络于肢节。"在手部有六条经脉循行贯穿，即手三阳经（手阳明大肠经、手少阳三焦经和手太阳小肠经）和手三阴经（手太阴肺经、手厥阴心包经和手少阴心经），手三阳经依次分布于手背的前、中、后，手三阴经依次分布于手掌的前、中、后，使得手与肺、心、心包、大肠、小肠、三焦有着密切的联系，脏腑气血可通过十二经脉外达于手。同时，手部分布 23 个正经穴、34 个经外奇穴和 42 个"全息穴（区）"，是生命信息最敏感的区域。临床上有些病证可在手部经络或腧穴上出现压痛或知觉异常等反应，能为临床诊病提供依据。

### （二）手与脏腑的关系

手与脏腑的联系十分紧密，手的气、色、形、态均可以反映五脏六腑的生理病理变化。其中，心主神明，主宰人的精神意识、思维、记忆、情绪等一系列有关神志的问题，同时心主血脉，心血充足，手部得到濡养，则手部皮肤红润有光泽，心灵手巧。肝主筋，其华在爪，爪为筋之余，肝血充盈与否会影响到爪甲荣枯的变化，肝血充足则关节滑利、活动自如，爪甲有光泽，若肝血不足，筋脉爪甲失养，则关节屈伸不利，指甲多薄而软，甚则枯白且易脆裂。肺主宣发肃降，全身的精微物质依靠肺的宣发输布周身，同时肺宣发卫气，以温分肉、肥腠理，则手掌津液充沛，形态正常，才能维持正常的功能活动。脾主运化，为人体气血生化之源，为后天之本，同时脾主四肢，主肌肉，若脾气健运，气血得养，则肌肉强健，丰满有力，手部鱼际部位肌肉饱满，若脾虚健运无力，则鱼际部位肌肉干瘪。肾主骨生髓，若肾气充足，骨质坚硬，手足强劲，反之，肾气不充，骨质不坚，则手摄无力。

### （三）生物全息论

山东大学张颖清教授正式提出"生物全息律"的概念，认为人体每一个肢节都像整个人体的缩影，每一个相对独立的部分都不同程度反映人体整体的变化。中医诊断中的面诊、舌诊等均为全息理论在望诊中的具体应用。

针对手诊中脏腑与手部区域对应的问题，众位医家有不同见解。刘剑锋教授认为对应区域的整个分布规律为"以上应上、以下应下"，手掌上部对应身体上部器官，手掌下部对应身体下部的器官。蔡洪光在《观手知健康——经络全息手诊》中提出 3 种定位方法，分别是体质定位法、三焦定位法和九宫定位法。

## 三、基本原则

### （一）整体审察

手诊操作时先观察手的整体形态、色泽，感触手的温度、湿度、软硬度等，再观察局部细节即手指、指甲、掌纹、血络等。需要注意的是下结论时不可只见树木而不见森林，要从整体上综合审察。如胃区见红色斑点，不可轻率诊断为胃热，而妄用清热之法，需要参照全手整体形态，若此人手指多竖纹，生命线内侧存在血络，胃区见红色斑点，临床中医证型诊断应为素有脾胃虚寒，兼有积热，因此治疗时应寒热并用。

左手、右手"先分后合"，即在仔细分析每只手掌整体及局部情况后，还需要对比患者左右手的差异。如双手感情线走势不一致，一手感情线走行圆滑，另一手感情线走行平直或有折角，这种差异多提示该患者性格易纠结、焦虑，身体不耐寒和热，耐力差。

### （二）诊法合参

手是人体的一个全息元，在手的各个部位都能找到与其整体相对应的部位。但由于个体的差异，手掌信息在其具体的信息表达中仍存在不完全性，这样就会造成诊断不准确，因此在临床诊断过程中应该多找几个参照系，如结合脉诊、舌诊、问诊，弥补手诊不足之处，同时还能作为佐证，以便综合考虑分析病情。如一患者因失眠就诊，手诊发现双手掌呈黄色，智慧线下垂并延长至乾位，结合四诊，该患者入睡困难，多梦易醒，面色白，语音低微，常乏力，动则汗出，时有心悸，舌淡苔薄，脉细，初步诊断为不寐（气血两虚型），患者查血常规提示贫血，因此以益气养血为原则进行治疗。

## 四、手诊的基本内容和分区

清代医家汪昂在《望诊遵经》中提出"大凡望诊，先分部位，后观气色"，即在手诊操作时应首先定位，然后行望诊和切诊，观察手掌的色泽、形态、斑点、血络、掌纹以及感触手掌的温度、湿度、软硬等方面信息，以此评估判断身体健康情况。

目前手诊中常用的手掌分区方法有九宫八卦分区法、五行星丘分区法、酸碱分区法和脏器定位分区法，其中九宫八卦分区法和五行星丘分区法较为常用。现代临床及所查文献中手诊定位采用较多的是王晨霞总结的手诊图，该图将中医望色与西医定位整合在一起，对于初学手诊者来说简单、清晰、易学。

同时，编者在长期的临床诊病过程中，发现将手诊定位与中医三焦理论结合起来可以精准辨证，更好地指导临床，确定治疗方法。画感情线的平直延长线，感情线及线上区域为上焦，对应心、肺；感情线以下、生命线 2/3 处以上，以及生命线包绕区域为中焦，对应脾、胃、肝、胆及消化系统；生命线 2/3 处以下尺侧区域为下焦，对应肾、膀胱、大小肠及生殖系统。

## 五、注意事项和禁忌

### （一）注意事项

**1. 环境要求**　诊室环境安静，室温适宜，光线明亮，自然光最佳，如需借助灯光，以白色灯光最佳，确保光线均匀且柔和，避免灯光颜色影响手部真实颜色以及因阴影或反光影响观察。

**2. 医者要求**　医者态度亲和、专注，沟通过程中注意体察患者的心理感受，同时保护其隐私。手诊实践注重思考和推导，对于危重病患者不可妄下断言，借助临床辅助检查加以验证。

**3. 被观察者要求**　保持手部清洁，舒适地放置双手，掌心朝上自然、放松地张开，不可过度伸展手掌，手掌暴露位置要到腕横纹以上。沟通病情过程中，须如实告知医者病史。

### （二）禁忌

（1）光线昏暗或环境嘈杂。

（2）医者不能静心。

（3）被观察者处于饭后、酒后、暴怒后、房事后。

## 六、常见认识误区

### （一）手诊等同于手相

提到观手掌诊病，许多人就不由得联想到民间存在的"手相"。手诊与手相均属于方术范畴，从手征解读身体、性格、社会等不同层面的意义。二者同源异流，前者可以测症断病，侧重于判断易患疾病和性格特征，对疾病的预测意义更强；后者意在占验福禄，侧重于通过手征来判断内在心性，进而推测外在的行为或处境，预测个人命运。

### （二）手诊只看单手

通过临床观察发现，双手的掌纹多是不对称的，对于手诊分析，编者认为左手代表先天，右手代表后天。在遗传信息上，左手多提示家族男性遗传信息，如父亲、祖父、外祖父等；右手多提示家族女性遗传信息，如母亲、祖母、外祖母等。观手时男左女右为主，双手互为参考验证。双手掌纹差异越大，提示性格反差越大。

### （三）掌纹是不会变化的

手掌的纹理从胚胎期七周左右就开始形成，一般三条主线的位置大体不变，但其他纹理在经历胎儿、婴儿、幼儿、儿童、青年、中年、老年不同年龄阶段过程中，随着生活环境、生活习惯和疾病信息等多种因素影响会发生变化。如病理纹会随着病情的进展发生消长变化，以感情线为例，当近期反复发生上呼吸道疾患时，感情线尾端会显现细、浅羽状纹或干扰线，经调养身体状态恢复后，羽状纹或干扰线会逐渐变浅直至消失。

## 七、临床意义

手诊作为中医诊断的一种重要方法，发挥"司外揣内"特性，其临床意义体现在辅助诊断、指导治疗和健康监测三个方面。

### （一）辅助诊断

手诊能够从整体上观察患者的健康状况，对于一些病证的早期发现具有特别的优势。通过观察手掌的脉络、纹理、色泽等变化反映出的身体异常情况，形成相对系统的理论进行疾病诊断。以鼻炎为例，若见鼻区斑点，同时出现9线则提示过敏性鼻炎。慢性过敏性鼻炎可于鼻区表现为暗青色斑点，若为白色或红白相间斑点提示患者处于过敏性鼻炎发作期。

### （二）指导治疗

医者通过观察手掌的特征，如掌纹、掌色和掌型等内容，可以判断患者的体质及证型，以此指导临床诊疗，确定治疗方法。以痤疮为例，编者根据多年临床观察发现，囊肿性痤疮，即面部多发红斑、丘疹、脓疱、囊肿，对于红色丘疹中医临床常常诊断为肺胃热盛证，予清热之法，然而编者治疗此类型痤疮患者时手诊可见胃1区、胃2区有数个斑点，色白，同时生命线桡侧区域可见血络，手汗，以上均提示脾胃虚寒，经问询，患者诉平素懒言、乏力，时有腹泻，可佐证证型为脾胃虚寒，因此采用火针疗法治疗该病，以行气、发散、温阳，使得机体内的阳气有所恢复，原有痤疮中的邪气有出路，治疗后部分痤疮可以顶出脓头，痤疮根部变软，直至变平，皮肤恢复正常。

### （三）健康监测

手诊可以作为一种持续的健康管理手段，帮助个体监测自己的健康状况，及时发现潜在的健康问题，并根据掌纹的变化，及时调整生活方式，预防潜在的健康问题，属于中医学"治未病"思想。以8线为例，血糖区出现8线多提示饮食、作息不规律及糖尿病家族遗传史，此时患者应注意早期干预，控制危险因素，调整作息，规律饮食，定期体检监测血糖，有效预防糖尿病。

## 八、优势和不足

### （一）手诊优势

**1. 简便易行**　不需要仪器设备，在适宜的环境下即可进行初步的观察和判断。

**2. 早期预警**　可在疾病的早期阶段，身体尚未出现明显症状时，通过手部的细微变化提供一些潜在健康问题线索。

**3. 非侵入性**　手诊操作采用望诊和切诊，不会对身体造成任何创伤或带来不适。

**4. 直观易懂**　对于一些常见的健康问题，通过简单的讲解，大众也能有一定的理解和认识，有利于健康知识的传播。

### （二）不足之处

**1. 主观性**　手诊的诊断结果很大程度上依赖于医生的经验和主观判断，不同医师可能得出不同的结论，有时会存在一定的误差。

**2. 局限性**　手诊只能作为一种辅助的健康评估手段，提供一些初步的诊断信息，不能替代现代医学的检查方法并确诊具体疾病。

**3. 易受干扰**　手部的变化可能受到多种因素的影响，如环境、职业、生活习惯等，导致诊断结果出现偏差。

第二章

# 手诊基础知识

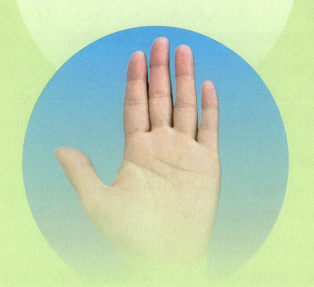

# 观手掌

## 一、观掌型

腕关节以下，除手指之外的区域称为手掌，不同的掌型通常代表个体不同的性格，而性格特征与疾病发生发展有一定关系，反映了个体的"易得疾病"。值得注意的是，"易得疾病"，即容易得某种疾病，并不等同于必然得此种疾病。

### （一）长型手

长型手，又称细长型手，长与宽的比值约为 5∶4。白领阶层、文教科室人员等人群多有此种手型。此类人善于思考，中医学认为"思虑伤脾"，故易得消化系统疾病，且"思虑扰神"，也易得健忘症、失眠等疾病。

### （二）方型手

方型手，宽窄相近，长与宽的比值约为 1∶1。此类人性格偏内向，善于计算，不愿与人沟通，随年龄增长易得心脑血管疾病。

## 二、观掌色

掌色分五色，即青、赤、黄、白、黑。参考中医学"五色理论"，不同的掌色预示不同的疾病，临证需细心鉴别。

### （一）青色掌

青色，通常是指深蓝色。青色掌，特点为血管暴露、皮温低（图 2-1-1），多见于女性，身体易出现寒证、痛证等相关临床表现。如大鱼际发青，患者易得急性肠胃炎、腹痛腹泻；大鱼际靠近腕横纹处发青，多提示痹证类疾病，若为女性则易痛经，并多伴见眼眶色青或黑眼圈。

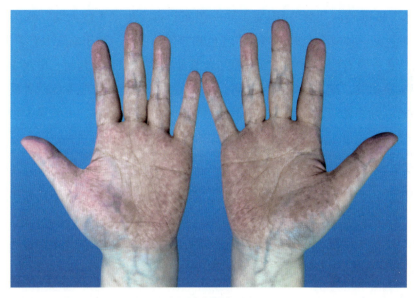

图 2-1-1　青色掌（肝癌）

## （二）赤色掌

赤，即鲜艳的红色（图 2-1-2）。中医学认为"赤"与"热"相对应，方位上与南方相合，故赤色掌与热相关，临床常表现为口干、咽干、口苦、食欲旺盛，此类人易出现内分泌失调，严重者易患糖尿病，亦可见于健康人。

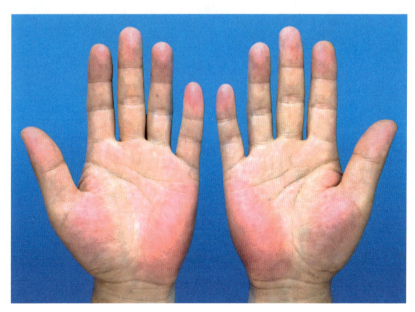

图 2-1-2　赤色掌（扁平疣）

"赤"极则趋向"紫"，因属于同一色系，古人将"大红大紫"作为一个整体，即紫色是一种复合色调，包含了红色和蓝色的成分。由于临床中看手掌颜色，青色与紫色并没有明显界限，所以需结合其他诊法一起综合判断。中医学认为紫色掌与血瘀相关，提示血液循环障碍。临证见掌心色紫，首先考虑两种病：一种是冠心病，可并见中指指头圆肿，形似蒜头；一种是糖尿病，可并见中指指头呈方形。

（三）黄色掌

黄色掌，可表现为局部黄和全掌黄，局部黄提示所在部位有慢性疾患或陈旧性疾病，全掌黄提示肝、胆、脾、胃疾病，可见于贫血患者（图 2-1-3）。若黄色掌伴大、小鱼际以及指尖处呈粉红色斑点和斑块，尤其是嫩红色（不饱和红色），按压后为苍白色，此为肝掌，提示肝脏疾患。

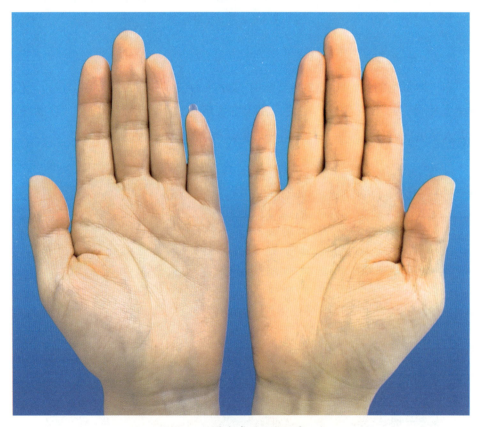

图 2-1-3　黄色掌（缺铁性贫血）

## （四）白色掌

白色掌，主要表现为红白色相间，又称红白相间掌，即手掌上红色和白色交错出现，以白为底色，散布红点，形成一种特定的色泽分布（图2-1-4）。大部分人可见此掌色，且体型多为细长型。此掌色主气虚，患者易得呼吸系统疾病，如感冒、咳嗽，常伴随乏力、畏寒等症状。

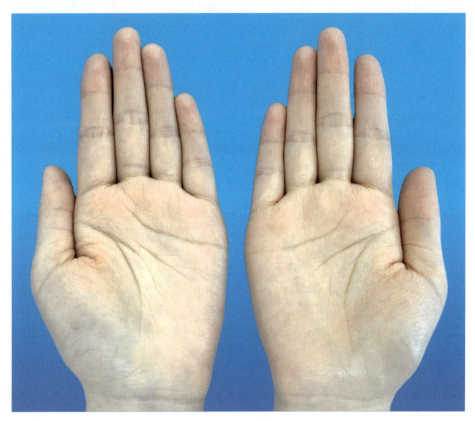

图 2-1-4　白色掌（失眠、月经不调）

## （五）黑色掌

临床纯黑色掌少见，以咖啡色掌为主（图2-1-5）。此掌色提示肾衰竭、恶性肿瘤等危重病证。临床上恶性肿瘤患者多见咖啡色掌，需要引起重视，且当咖啡色掌发黑、透黑，提示所患疾病危重，预后差。

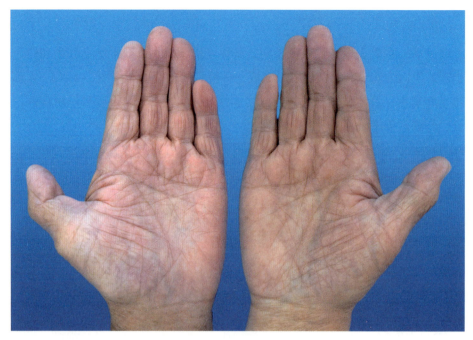

图 2-1-5　黑色掌（膀胱癌）

### 三、观掌丘

目前手诊中常用的手掌分区方法有九宫八卦分区法、五行星丘分区法、酸碱分区法和脏器定位分区法。其中九宫八卦分区法和五行星丘分区法较为常用。

#### （一）九宫八卦分区法

九宫八卦分区法是一种根据中国传统易经八卦理论来解读手掌上不同区域所代表的健康信息的方法。"九宫"是以手掌心为中心，依照文王后天八卦的布局，划分出的九个宫位（图 2-1-6），分别对应人体的不同脏腑器官，通过观察这些区域的颜色、纹理、形态等变化来推断健康状况。

（1）巽位：主肝胆。若纹理散乱、颜色暗淡，则提示肝胆功能存在问题。

（2）离位：主心脏。若纹理散乱、颜色暗淡，则提示心脏疾患。

（3）坤位：主小腹脏器。若纹理散乱、皮粗、色暗，提示泌尿、生殖系统有病变或功能异常。

（4）兑位：主呼吸系统。若纹理散乱、皮粗、色暗，提示呼吸功能弱；若皮肉低陷、色枯白、筋浮，提示呼吸系统慢性炎症，易患肺气肿。

（5）乾位：主心理和呼吸系统。若纹理散乱、皮粗，提示易患神经衰弱；若皮肉低陷、筋浮骨显、色白如枯骨，提示呼吸功能进一步衰弱。

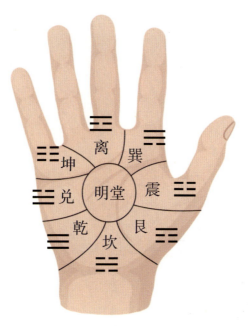

图 2-1-6　九宫八卦分区示意图

（6）坎位：主泌尿生殖系统。若皮肉低陷、血络浮显，提示泌尿系统功能弱，容易感染；若纹理杂乱，提示肾功能弱，易患不孕不育症。

（7）艮位：主消化系统。若色暗呈片状，提示脾胃不和；若血络浮显，提示大便干燥。

（8）震位：主神经系统和消化系统。若此处干扰线多，提示其人常精神紧张，易患神经官能症。从虎口发出向生命线靠近的短线称为"潜血线"或"胃炎线"，提示潜在出血情况，临床可表现为胃出血、肠道出血等。潜血线过细则没有病理意义，若潜血线加深，与三条主线（感情线、智慧线和生命线）深度相近，多提示消化道潜在出血倾向或已出血。

（9）明堂：主循环系统。若纹理杂乱，提示心情忧郁、失眠、身体虚弱；若灼热，提示虚火上炎，易患慢性消耗性疾病。

### （二）五行星丘分区法

五行星丘分区法是近代学者结合宇宙中太阳系中的星体，根据"天人合一"的原理而创制的。根据《尚书·序》的记载，"丘"有聚集之义，"九丘"即指九州所有，土地所生，风气所宜。在现代手诊学中，"九丘"指手掌上的九个区域，每个区域代表身体的不同系统或器官，而"平原"则对应手掌的中央区域（图2-1-7）。

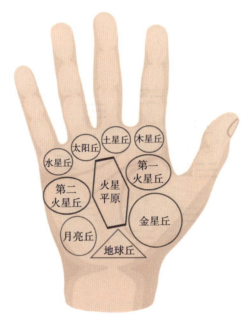

图 2-1-7　五行星丘分区示意图

（1）金星丘：艮位，主脾、胃、肠、心脏。此处见血络提示冠心病、心肌梗死。

（2）第一火星丘：震位，此处见网格纹提示性功能低下，此处还与消化系统疾病相关。

（3）木星丘：巽位，主肝、胆。此处高耸提示胆囊息肉。

（4）土星丘：与太阳丘合为一处，共占离位，主心、脑、五官疾病。中指正中至地球丘的直线区域是身体从头至脚，包括五脏六腑、器官在内的本身形态，提示实质脏器的器质性问题。

（5）太阳丘：主感觉、肺。若此处纹理杂乱，提示神经衰弱。

（6）水星丘：坤位，主肾、生殖。若此处 11 线消失、小指中节短末节弯、坎位低平，提示不孕不育。

（7）第二火星丘：兑位，主呼吸、肠道。若此处纹理散乱，粗糙，颜色较暗，提示呼吸系统疾患。

（8）月亮丘：乾位，小鱼际处，主肺、膀胱、内分泌。若此处出现 8 线，提示饮食、作息不规律及糖尿病家族遗传史。

（9）地球丘：坎位，主生殖、泌尿、内分泌，主要提示生殖、泌尿系统器质性病变。

（10）火星平原：又称明堂，以2线为界，2线以上为心区，2线以下为胃、肝区。如4线上有岛纹，提示肝囊肿。

### （三）酸碱分区法

手诊中的酸碱区是指通过观察手掌上特定区域的变化来判断身体的酸碱平衡状态。在实际应用中，医生会综合考虑手掌的颜色、纹理、温度等多种因素来进行诊断。一般酸区面积大于碱区面积（图2-1-8）。

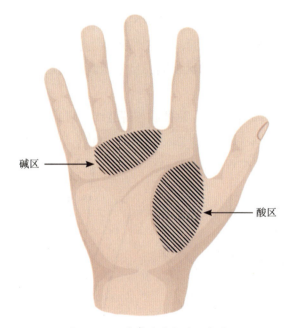

图2-1-8　手掌酸碱分区示意图

（1）酸区：包围拇指的掌面大鱼际区域。若酸区超过中指中线，即酸区大，易得高血压、脑出血、糖尿病、心脏病、肾脏病等疾患。

（2）碱区：无名指、小指间指缝下和食指、中指间指缝下至感情线掌面土星丘、太阳丘区域。碱区面积增大，提示易得胃病、哮喘、脏器下垂、低血压等疾患。

### （四）脏器定位分区法

#### 1. 头面区（图2-1-9）

（1）头晕区 ⬤：中指近端指间关节上方中点处。

（2）头痛区 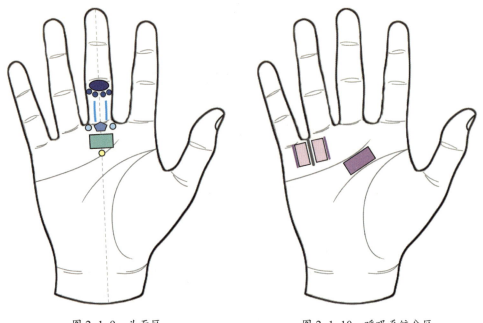：中指近端指间关节下方及两侧点线状区域内。

（3）偏头痛▮：位于中指根部的中间两侧，左右各一，呈线状。

（4）鼻区 ⬠：中指掌指关节的中点略下方。

（5）眼区 ◯：手掌中指下方，鼻区两侧。

（6）牙区 ▭：在鼻区和眼区的下方，咽喉区的上方。即手掌上方与中指相对应的长方形区域内。

（7）咽喉区 ◯：在中指竖直平分线与手掌感情线的交点处附近，可上下移动。

### 2. 呼吸系统分区（图 2-1-10）

（1）气管、支气管区▮：在无名指和小指中间，感情线的上方，呈条状。

（2）肺区▮：在气管区的两侧，左右不超过两边手指的竖直平分线，呈片状。

（3）胸、乳腺区▮：在两肺区外侧，呈条状。桡侧不超过中指与无名指指缝处，尺侧不超过小指。

（4）方庭▭：中指正下方，感情线与智慧线之间的区域。

图 2-1-9　头面区　　　　　　　　图 2-1-10　呼吸系统分区

### 3. 消化系统分区（图 2-1-11）

（1）食管区▮：在中指竖直平分线上，咽区与胃区之间，呈条状。

（2）贲门 ◯：胃区上方偏桡侧。

（3）胃区 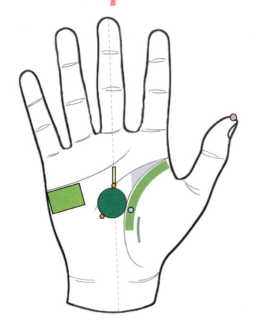：在手掌心，呈圆形，边界不超过生命线和无名指竖直平分线。

（4）幽门 ：胃区下方偏尺侧，无名指竖直平分线与胃区边界相切的交界处。

（5）结肠区 ：感情线起始端下方至手腕部的上 1/3 处，左右边界不超过无名指竖直平分线和手掌边缘。

（6）肝大区 ：生命线与智慧线的夹缝处，边界不超过中指竖直平分线。

（7）肝区 ：在生命线内侧，生命线上 2/3 靠拇指侧弧形条状区域。

（8）胆区 ：在肝区里，肝区内下 1/3 处，相当于生命线中点处。

（9）肝胆筋 ：大鱼际处，靠近肝区与胆区的内侧下方。

（10）肛门 ：大拇指指腹的顶端。

### 4. 循环系统分区（图 2-1-12）

（1）失眠多梦区 ：食指近端指节（靠掌节一侧）掌侧面。

（2）疲劳困乏区 ：也称肝疲劳区，食指掌指横纹以下，生命线以上的 1/4 圆形区域。

（3）心脏区 ：位于大鱼际处的片状区域，提示功能性病变。

（4）冠脉区 ：位于拇指、掌指关节横纹中点处，出现血络提示冠状动脉硬化。

图 2-1-11　消化系统分区

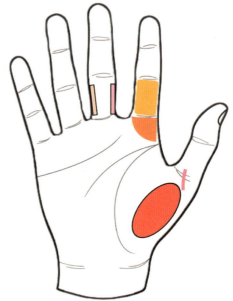

图 2-1-12　循环系统分区

（5）高血压 ▮：位于中指的掌指关节与近端指间关节之间的桡侧。

（6）低血压 ▮：位于中指的掌指关节与近端指间关节之间的尺侧。

### 5. 泌尿与生殖系统分区（图 2-1-13）

（1）肾区 ▮：五指分开，位于五指竖直平分线的交点区域，左右各一，手掌的下 1/4 处。

（2）膀胱区 ●：五指分开，位于五指竖直平分线的交点区域，中指竖直平分线上，肾区中间偏下方处。

（3）子宫 / 前列腺区 ⬭：中指竖直平分线和远端腕横纹交点略上方。

（4）卵巢区 ●：卵巢区与子宫区平行，中指竖直平分线左右各一个，在子宫到手掌的左右两边的中点处。

### 6. 内分泌系统分区（图 2-1-14）

血糖区 ▮：小鱼际下 1/3 处，不超过无名指竖直平分线。

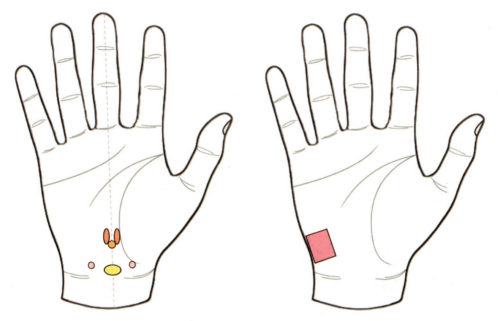

图 2-1-13　泌尿与生殖系统分区　　　　图 2-1-14　内分泌系统分区

### 7. 运动系统分区（图 2-1-15、图 2-1-16）

（1）风湿区 ●：大鱼际根部下 1/3 处，不超过生命线。

（2）肩周区 ▮：在手掌上部两侧，食指掌指关节下方桡侧为左肩，小指掌指关节下方尺侧为右肩。

（3）腰区 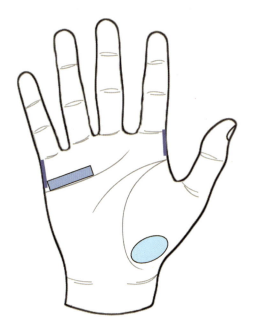：在无名指和小指的下方，临近手掌感情线的上方，无名指下方为腰部左侧，小指下方为腰部右侧。

（4）颈椎 ⬭：自手背中指根部至腕部的连线，上 1/4 为颈椎。

（5）胸椎 ●：自手背中指根部至腕部的连线，中 1/2 为胸椎。

（6）腰椎 ⬭：自手背中指根部至腕部的连线，下 1/4 为腰椎。

图 2-1-15　运动系统分区（手掌）

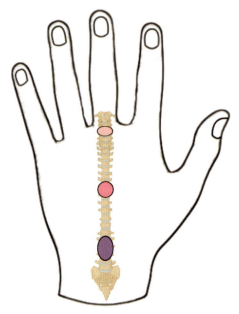

图 2-1-16　运动系统分区（手背）

# 观手指

观手指时应先望诊再切诊，首先，观察手指的长短、粗细、曲直等整体形态，其次观察手指的局部，如指甲、纹理等细节表现，再行切诊，按压以感受手指的气血，做对抗动作检查手指力度，也可通过观察手部动作获取有效信息。

## 一、手指与脏腑的关系

手指具有极高的敏感度，关联不同的系统与脏腑，在临床中可通过观察十指，达到"司外揣内"的效果，帮助我们更好地诊断疾病。

### （一）拇指——关联心脾，候心

**1. 望指形**　拇指形状整体呈现上粗下细者，提示脾运化能力差，一般身体较瘦弱；与之相反，上细下粗如竹笋者，说明吸收能力好。正常人拇指并拢时长度应至食指近端指节的一半，若不及，则提示其人情绪控制不佳，容易暴躁。

**2. 望指腹**　拇指指腹饱满程度提示脾胃功能强弱，如指腹干瘪、凹陷，提示脾气不足，易出现腹胀、便秘、腹泻等症状。

**3. 望纹理**　拇指掌指关节处纹理多、乱（图2-2-1），提示易患心脏疾患，如心悸、胸痛等。

**4. 切指腹**　医者用手向下按压拇指指腹3秒后松开，观察指腹回弹情况判断身体气血的情况，若回弹较快，提示气血旺盛，精力充沛；若回弹较慢，则表示气血不足，易出现乏力、胸闷气短、头晕目眩、心烦、失眠等。

### （二）食指——关联肠胃，候肝

**1. 望指形**　食指整体形状圆润饱满，长度以达中指远端指节的一半为佳，提示消化功能好；反之，食指瘦弱、短小者往往提示消化功能较差，易出现营养不良。

**2. 望曲直**　食指整体向尺侧或桡侧弯曲者，提示肝的疏泄功能较差，多见易

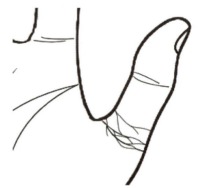

图 2-2-1　拇指掌指关节纹理

怒、腹胀、月经不调等症状；食指远端指节向尺侧弯曲者，提示肝阳不足，应预防脂肪肝。

**3.切指腹** 食指指腹凹陷，不饱满，向下按压后恢复缓慢，提示肝血不足，易出现失眠、脱发、眼疲劳。

**4.切指节** 触摸食指远端指节尺侧，若有砂粒状凸起，多提示肝囊肿。

### （三）中指——关联心脑，候脾

**1.望指形** 中指粗壮，三个指节长短平均，指节直、无偏曲，提示身体较健康。中指长度应比无名指和食指长半个指节，中指低于无名指和食指之人易患心脏疾患，过长则多见腰痛、颈椎病。

**2.望曲直** 中指远端指节无论弯向桡侧还是尺侧都提示心脏实质性病变，如冠状动脉硬化、心脏瓣膜疾病、心脏肥大等。

### （四）无名指——关联内分泌，候肺

**1.望指形** 无名指指肚圆润饱满，指节长短均匀、直而无偏曲，多为精力旺盛之人，若指节偏短，多为精力、体力不佳者（图2-2-2）。若无名指中节过长，提示易患骨质疏松症；无名指瘦弱兼手背各关节处皮肤色泽深于非关节处，提示慢性胆囊疾患。

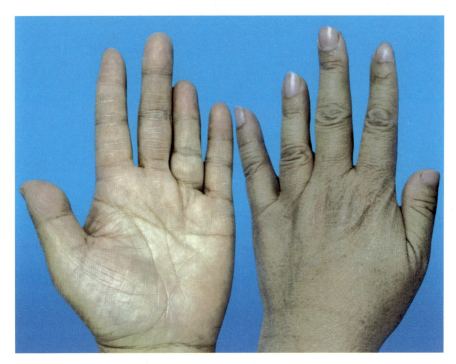

图2-2-2 无名指偏短

**2. 望曲直**　无名指远端指节向桡侧弯曲，提示呼吸系统疾患，如肺炎、支气管炎等。

**3. 望指腹**　无名指指腹凹陷，提示肺气不足，易感冒、多汗。

### （五）小指——关联心肾，候肾

**1. 望指形**　小指反映的是人的先天禀赋，包括循环、泌尿及生殖系统功能。小指长而笔直，三段指节长短平均，提示此人先天禀赋较好。小指与无名指远端指间横纹平齐，此为小指过三关，提示先天肾气比较充足，身体比较强壮，若过短则提示肾气不足，生殖功能低下（图2-2-3）。

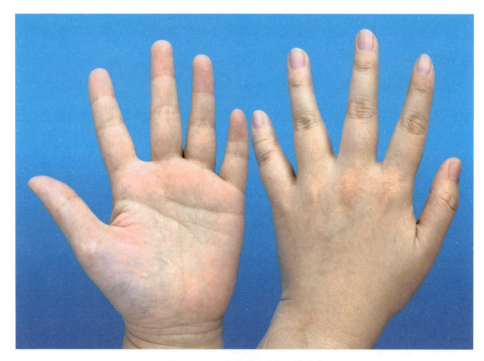

图2-2-3　小指偏短（不孕症）

**2. 望曲直**　小指整体弯向桡侧，提示生殖系统疾患，女性多有月经不调；小指远端指节向尺侧弯曲，提示肾阳虚，常见手脚冰凉、腰痛；小指远端指节向桡侧弯曲，提示肾阴虚，常见手、足心热且盗汗；若小指指根部有空隙，提示泌尿系统疾患。

**3. 望指腹**　小指指腹凹陷，提示生殖系统疾患。

**4. 望纹理**　小指掌指关节横纹纹理散乱，提示易患泌尿系统疾病。

**5. 切指节**　触摸小指中节若有砂粒状、包块状凸起，则提示子宫肌瘤、卵巢囊肿。

## 二、观指形

手指的形态包括手指的软硬、胖瘦、长短以及血色，这些特征并不需要特殊的观察技巧，只需要我们细心观察，再结合其他诊断手段，即可成为协助我们诊断疾病的有力工具。

### （一）指的软硬

**1. 手指柔软**　手指软，可向手背弯曲（图2-2-4），此类人灵活，思维敏捷，社交能力强，应变能力快，但做事欠果断，多思虑，因"思虑伤脾"，提示脾胃功能弱。

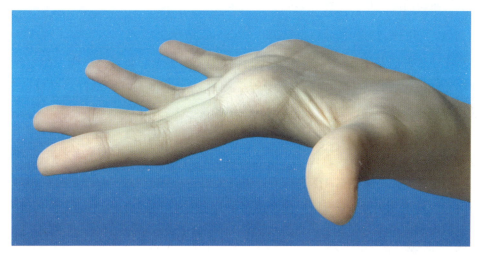

图2-2-4　手指柔软

**2. 手指硬直**　手指硬直，不可向后弯曲，手指较为硬直的人，言直性爽，自信，坚定，做事有耐力，行动力强，身体比较强壮，但多固执、易冲动。

### （二）指的肥瘦

**1. 指节肥胖**　如果每个指节间的肌肉都鼓起来，非常饱满，往往提示体内脂肪过多，易患脂肪肝。

**2. 指节瘦弱**　如果手指瘦弱如竹节形，五指并拢时手指间空隙较大，即我们日常所说的"漏空指"，多提示脾胃虚弱。

### （三）指的长短

**1. 指长掌短**　手指与手掌等长，甚至长于手掌，此类人头脑比较灵活，艺术天分较高，适合从事脑力劳动或艺术类工作，但身体素质较弱，常因思虑过度而出现神经衰弱。

**2.指短掌长**　手指长度比手掌短，这类人动手能力比较强，凡事追求亲力亲为，适合从事体力劳动者，体质一般较强，但也会因劳力过度而出现关节劳损类疾病。

### （四）指的血色

**1.正常血色**　指端红润是机体气血充盈，运行顺畅的表现。

**2.异常血色**

（1）指端苍白：多提示阳虚、气血亏虚，多见于慢性消耗性疾病。

（2）指端瘀红或紫暗：提示气血运行不畅，多见于疲劳过度者，颜色越深，提示气血瘀滞越严重，若颜色紫暗，多见危象。

### （五）特殊指形

杵状指：手指末端增生、肥厚、呈杵状膨大，提示呼吸系统疾病，如支气管扩张、肺癌等；还可见心血管系统疾病，如先天性心脏病、主动脉弓动脉瘤等；以及营养障碍性疾病，如肝硬化、溃疡性结肠炎等。

## 三、观指甲

指甲长度以占本指节 1/2 为标准，半月痕以占全指甲 1/5 为标准；成人指甲平均每天生长速度为 0.1 毫米，更换全部指甲需耗时半年左右。指甲的主要构成为：甲板、甲床、甲根等（图 2-2-5）。观指甲时手指应放松放平或呈半握拳状，这样才能呈现指甲的真实色泽。

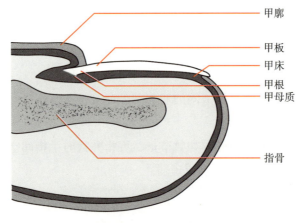

甲廓
甲板
甲床
甲根
甲母质
指骨

图 2-2-5　指甲示意图

### （一）指甲形态

**1. 标准甲型**　指甲长宽的比例一般为4:3，指甲长度是手指远端指节长度的一半（图2-2-6），且光泽较好，提示先天禀赋较好，身心健康，聪明能干。

**2. 异常甲型**

（1）方形甲：指甲后端即甲根和指背皮肤相连接处有一条薄而整齐的带子，称之为皮带。指甲缘与皮带平行，状如四方形（图2-2-7），说明体质较差，多提示心血管功能障碍。

（2）长形甲：指甲长度占手指远端指节1/2以上（图2-2-8），此类人多肺气不足，易患呼吸系统疾病，如咳嗽、哮喘等。

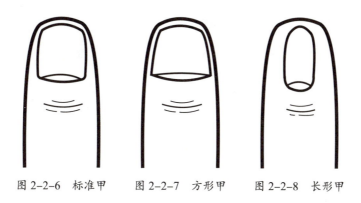

图2-2-6　标准甲　　图2-2-7　方形甲　　图2-2-8　长形甲

（3）矩形甲：指甲短而宽，呈矩形（图2-2-9），提示容易急躁、冲动，心脏先天功能较弱，若十指指甲均呈矩形，提示甲状腺功能异常、生殖功能低下等。

（4）扇形甲：指甲前端横面大于甲根横面，状如展开的扇子，且前端翘起，后端呈凹陷状（图2-2-10），提示生殖功能低下、甲状腺疾病。

（5）百合形甲：指甲较长，前后较小，中间明显凸起，状如百合片（图2-2-11），这种指甲形态多见于女性，提示消化功能欠佳，易缺钙。

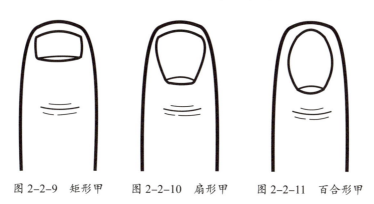

图2-2-9　矩形甲　　图2-2-10　扇形甲　　图2-2-11　百合形甲

（6）凹甲：又称为匙状甲、反甲，表现为指甲中部凹陷，边缘翘起、变薄，表面粗糙有条纹，类似匙状（图2-2-12），多提示肝肾不足，常见乏力、精神萎靡、不孕不育症。

（7）凸甲：甲面中央部位隆起，四周呈斜坡状，且粗糙不润泽，或呈点状凸起（图2-2-13）。多见于肾精亏损、肝肾阴虚等导致的慢性疾病。

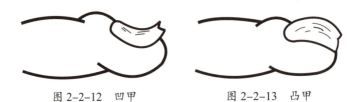

图2-2-12　凹甲　　　　　　　图2-2-13　凸甲

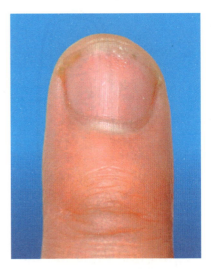

图2-2-14　凹凸甲（银屑病）

（8）凹凸甲（图2-2-14）：甲面出现许多点状凹陷，像缝衣服的顶针一样，故也叫顶针甲，多提示银屑病、湿疹、扁平苔藓等皮肤疾病，也与营养不良，体内微量元素及维生素缺乏有关。

### （二）指甲色泽

**1. 正常色泽**　正常指甲颜色呈粉红色。

**2. 异常色泽**

（1）白甲：提示贫血、营养不良。

①如果指甲近端40%~80%的甲床呈现白色，而远端显现深色（如红色、粉色或褐色），这通常是肾脏疾病的一个重要外在征象，常与水肿和贫血有关。

②如果指甲近端大约80%的甲床呈白色，而远端保持正常的粉红色，这通常是肝脏疾病的标志，但也可能与糖尿病、充血性心力衰竭、甲状腺功能亢进有关。

（2）红甲：提示一氧化碳中毒或红细胞增多症，若指甲呈紫红色则提示心衰、缺氧等。

（3）黄甲：随着年龄的增加，部分老年人的指甲会变黄变厚，这属于正常现象，不必过度担心，但某些黄甲是病理性的，如果指甲出现黄色、黄绿色变化，并伴有指甲生长缓慢、变厚，甚至指甲剥离，则称为黄甲综合征，主要提示淋巴水肿和呼吸系统疾病。

（4）蓝甲：提示心脏功能障碍，如缺氧、瘀血，常见于慢性心肺功能不全者。

（5）黑甲（图2-2-15）：提示血脉瘀阻，常见于慢性反复外伤、妊娠、化疗、色素痣和黑素瘤患者等。

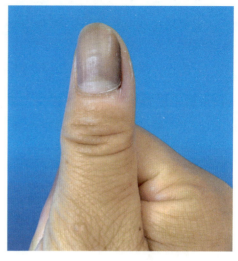

图 2-2-15　黑甲（肝囊肿）

### （三）指甲半月痕

在各指甲甲根 1/5 范围处出现一个白色的半月形，这就叫半月痕，也可称之为"小太阳""健康圈"等，反映健康状况。

**1.正常情况**　一般正常的半月痕有三个特征：①双手有 6~8 个半月痕。②面积占指甲的 1/5。③颜色应该是奶白色，并且越白越好。

**2.异常情况**

（1）数量异常

①半月痕数量少，提示精力差，脏腑功能低下，生病后较难痊愈，平时易疲劳，精神不振。

②半月痕数量过多，甚至小指也有半月痕者，提示脏腑功能亢进，可见面赤，烦躁易怒，甚至高血压、高血糖等。

（2）面积异常

①半月痕面积小于指甲 1/5，提示精力不足，胃肠吸收能力较差。如果半月痕突然消失、缩小等，则提示患有消耗性疾病，如肿瘤、出血性疾病。

②半月痕大于指甲 1/5（图2-2-16），多提示易患心脑血管疾病、高血压等，若十个指甲半月痕都过大，提示此人患有家族遗传性高血压病。

（3）颜色异常

①粉红色：若半月痕颜色几乎接近指甲颜色，边界模糊不清，多提示脏腑功能下降，体

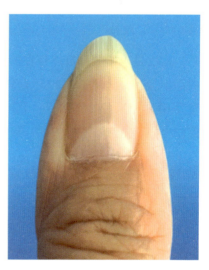

图 2-2-16　半月痕过大（高血压）

力消耗过大，多见于阴虚体质。

②灰白色：提示脾胃运化能力差，可见贫血、疲劳乏力、身体素质下降。

③紫色：提示血液循环不畅，供血、供氧不足，血液黏稠度高，易引起心脑血管疾病。

④黑色：提示严重的心脏病、肿瘤，或长期服用药物引起的药物中毒等。

### （四）甲板纹

**1. 正常情况**　正常甲板表面光滑，呈半透明状，可有超细的平行纵纹，摸之光滑不碍手。

**2. 异常情况**

（1）指甲纵纹：提示神经衰弱，机体免疫功能下降，易疲劳、感冒，甚至患有慢性消耗性疾病，若出现黑色纵纹，则提示肝、肾代谢功能较差。

（2）指甲横纹：若指甲横纹多且细，提示长期患有消化系统疾病，可能出现腹泻、腹痛等症状。若出现凸起的横纹，则提示心脏问题，多提示心肌肥大。

### （五）甲周软组织

甲周软组织即甲板周围的皮肤，也可称为甲廓。皮带后相连接处高于皮带的正常皮肤组织及关节处称为皮囊。

（1）指甲皮带增宽，提示慢性胃炎。

（2）甲前沿下呈红色宽带，皮囊鲜红，提示此人正患有腹泻。

## 四、观纹理

### （一）指纹

指纹是十指腹肚自然存在的细纹理，掌纹在时刻变化，但是指纹在人的一生中都不会有变化，在2022年有科学家首次解开了指纹的形成之谜，证明人类肢体发育相关的基因在指纹形成中起关键作用，该研究结果为探索指纹与生长发育、疾病之间的内在联系指明了方向。

**1. 三种常见指纹**

（1）斗形纹：指纹为同心圆、螺旋纹线，如同水中的漩涡（图2-2-17）。若十指均为斗形纹，说明此人大脑思维逻辑性强，善于思考，但往往脾胃功能较差。

（2）箕形纹：纹线朝统一的方向开口，形似簸箕，所以被称为箕形纹（图2-2-18）。这种指纹最常见，若十指均为箕形纹提示此人性格平和，富有同情心，敏感且细心。

（3）弓形纹：指纹长得如弓一般，称之为弓形纹（图2-2-19）。若食指指纹为大弓形纹，多提示女性有乳腺增生等疾患，男性常见精子成活率较低，甚至有不育症。

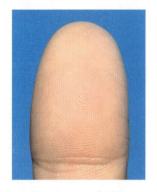
图 2-2-17　斗形纹

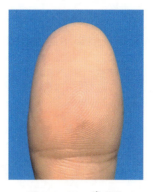
图 2-2-18　箕形纹

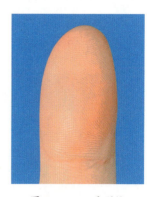
图 2-2-19　弓形纹

也有研究表明，指纹的特性反映了身体素质等条件。如研究表明斗形纹通常反映出力量素质的优势；箕形纹可以反映身体柔韧素质的高低，箕形纹数量与柔韧度成正比；弓形纹的多少，可以作为身体耐力素质高低的参考之一，弓形纹越少则身体耐力素质越强。

**2. 具有诊断意义的指纹**　十指指纹多数开口偏向小指侧方向（图2-2-20），提示此类人抵抗力差，患病后康复慢。

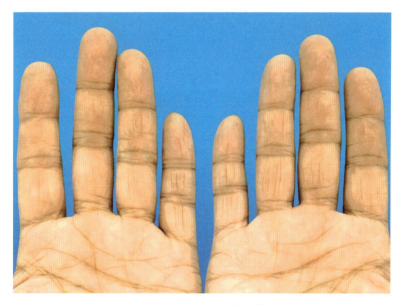
图 2-2-20　指纹开口偏向小指侧（肝囊肿、慢性胃炎）

（二）指节纹理

（1）十指指腹有竖形纹：提示近期消化不良。

（2）十指指腹出现细小的几条横纹：提示近期思想压力大、睡眠障碍。

（3）十指指节若皆有竖形纹，且小指有一条很深的竖纹：此为长寿征象（图2-2-21），若60岁及以后出现，则更能提示此人长寿。

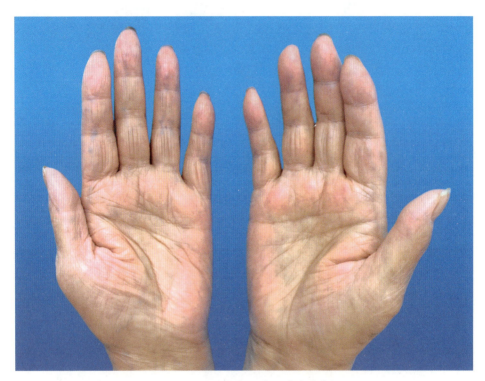

图 2-2-21　长寿纹（92 岁患者）

## 五、观手部动作

手部动作往往是一个人在当下状态的真实反映，因此可以将手部动作看作是比语言可信度更高的一种外在征象。在交流中，我们可通过观察对方的手部动作获取对诊疗有帮助的有效信息。

（1）紧握双手：提示内心拘谨而焦虑，常有挫败感。

（2）双手交叉抱于胸前：常出现在陌生人之间的交谈中，多提示精神紧张，内心缺乏安全感，自我保护意识较强。

（3）咬甲癖：又称作慢性习惯性咬甲，是一种强迫性，甚至是无意识或难以意识到的行为习惯，一般在紧张、压力、无聊或饥饿时出现。多见于学龄期儿童，青春期加重，少数成年人也会出现。病因可能与遗传、心理（紧张、焦虑）等因素有关。本病临床常表现为甲板短小和指甲游离端缺失，甲板表面粗糙（图 2-2-22），甲周皮肤撕脱、潮红甚至溃烂，可合并甲沟炎，甚至指骨髓炎的表现，严重的咬甲癖会导致甲单元和指端形态异常。

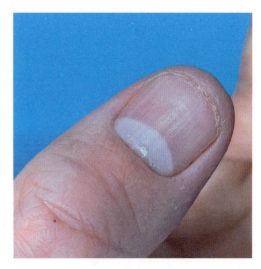

图 2-2-22　习惯性咬指甲

# 观掌纹

掌纹的形状由遗传决定，一般比较稳定，但当其受到环境因素的影响时，就会发生改变，从而提醒我们的身体正在悄悄地发生变化。观掌纹的主要内容是观察掌纹的长短、深浅、颜色、形态和异常纹。

## 一、三条主线

### （一）1线

1线又称"感情线""天线""心线""远端横曲线""小指根下横曲线"。

**1.位置** 标准的1线起于小指掌指褶纹处，以圆滑的曲线伸向中指、食指的指缝下，纹线深长、明晰、颜色红润，无异常纹及干扰线（图2-3-1）。

**2.生理意义**

（1）提示呼吸系统、消化系统及人体整体健康状况。

（2）提示感情状态。

**3.生理变异**

（1）形态方面：感情线平直多提示性格直爽，多为心直口快之人。

（2）长短方面：感情线过长（终点延长至中指与食指缝内或食指掌指横纹）提示性格多追求完美主义，身体方面多患胃肠疾患；过短则提示此人性格无拘无束。

**4.病理意义**

（1）整体：呈锁链状（图2-3-2），提示自幼呼吸系统功能较弱。

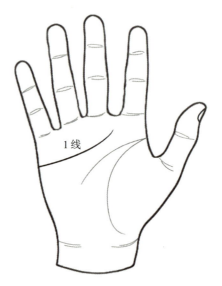

图2-3-1 标准1线示意图

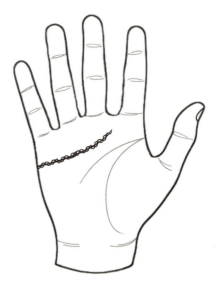

图2-3-2 1线锁链状

（2）起端：起点到小指与无名指之间出现病理纹或干扰线（图 2-3-3），提示头面及五官疾患。如起端有岛纹或干扰线（图 2-3-4），提示听力下降、耳鸣等听觉神经问题。无名指下小岛纹（图 2-3-5），提示近视、散光等问题。无名指下长 7 线切 1 线（图 2-3-6），提示高血压。

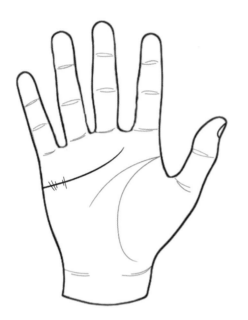

图 2-3-3　1 线干扰线

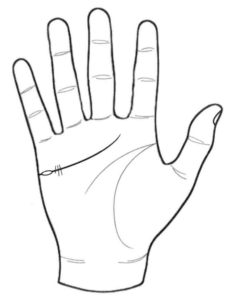

图 2-3-4　1 线起端有岛纹与干扰线

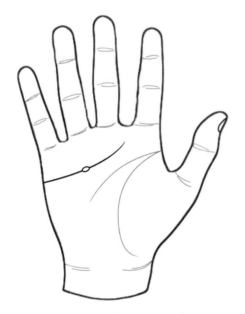

图 2-3-5　1 线无名指下小岛纹

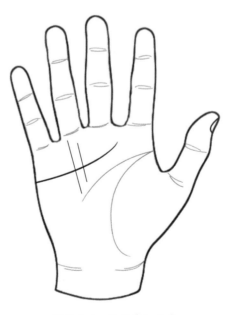

图 2-3-6　长 7 线切 1 线

（3）中段：无名指至中指之间出现病理纹或干扰线，提示呼吸系统疾患。如有多条竖线切过1线（图2-3-7），多为慢性支气管炎、支气管扩张；有"□"形纹，提示肺部有钙化点（图2-3-8）。

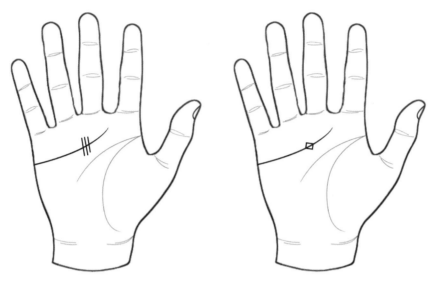

图2-3-7　多条竖线切过1线　　　图2-3-8　1线有"□"形纹

（4）尾端：中指至尾部提示消化系统疾患。如尾端分支，一分支走向食指下，另一分支走向中指与食指缝（图2-3-9），提示脾胃功能弱，消化不良；尾端出现较小的岛纹或大量凌乱的羽状纹（图2-3-10），提示鼻咽疾患。

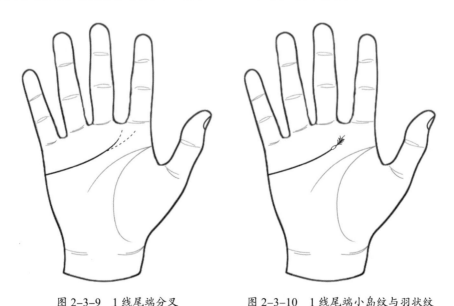

图2-3-9　1线尾端分叉　　　图2-3-10　1线尾端小岛纹与羽状纹

## （二）2线

2线又称"智慧线""脑线""人线"，是由食指掌指横纹至无名指中线的抛物线。

**1. 位置**　标准的2线起于食指掌指横纹和拇指掌指横纹连线中点，以圆滑的曲线向下延伸，止于无名指的竖直中线，近掌心处可有分支，纹线微粗而长，清晰不断，颜色红润，无异常纹及干扰线（图2-3-11）。

**2. 生理意义**

（1）提示心脑血管系统、神经系统以及精神等健康状况。

（2）提示智力水平高低。

**3. 生理变异**

（1）形态方面：智慧线平直多提示性格固执、急躁，易患头痛。

（2）长短方面：智慧线过长（终点延长至小鱼际）提示思虑多，易患神经衰弱；过短则提示易患遗传性心脏病、健忘及脑萎缩。

**4. 病理意义**

（1）整体：呈锁链状（图2-3-12），提示自幼脾胃功能弱；2线"十"字纹，提示心律不齐；2线"米"字纹，提示血管性头痛、心脑血管疾病；如有明显"△"形纹（图2-3-13），提示隐匿性冠心病。

（2）起端：与生命线始端并行且呈锁链状（图2-3-14），提示自幼脾胃功能弱。

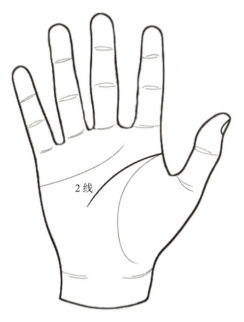

图2-3-11　标准2线示意图

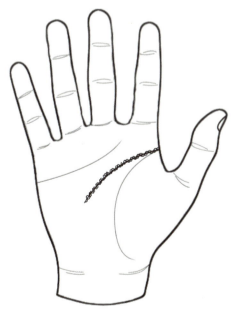

图2-3-12　2线锁链状

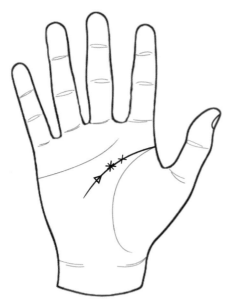

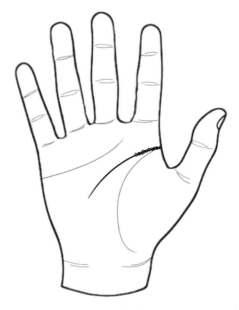

图 2-3-13　2 线 "十" 字纹、"米" 字纹、
　　　　　　"△" 形纹

图 2-3-14　2 线起端锁链状

（3）中段：劳宫穴附近出现 "口" 形纹（图 2-3-15），提示脑外伤及脑部手术史；如有大岛纹（图 2-3-16），提示易头晕；如智慧线中断或在掌心处分开2~3 支（图 2-3-17、图 2-3-18），提示多有心脑血管疾病。

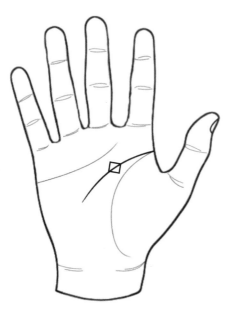

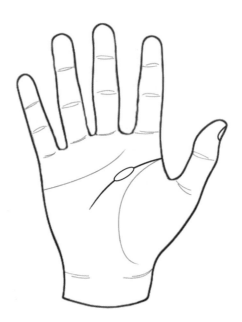

图 2-3-15　2 线 "口" 形纹

图 2-3-16　2 线中段大岛纹

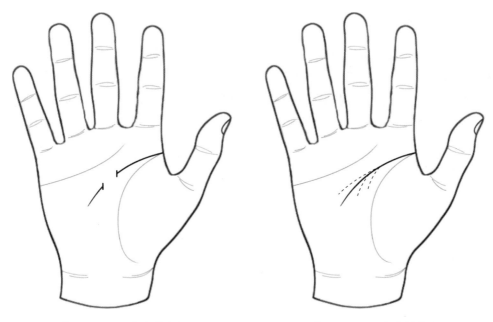

图 2-3-17　2 线中段中断　　　　　　　图 2-3-18　2 线中段分支

（4）尾端：尾端提示精神、神经系统疾患。如下垂延长至乾位（图 2-3-19），提示思虑过度、失眠多梦；如延长并向生命线靠拢（图 2-3-20），提示抑郁倾向。

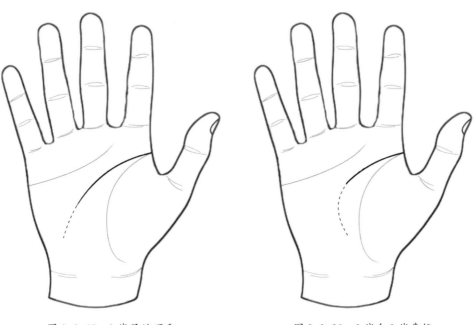

图 2-3-19　2 线尾端下垂　　　　　　　图 2-3-20　2 线向 3 线靠拢

### （三）3 线

3 线又称"生命线""地线""本能线""大鱼际曲线"，是包绕大鱼际的弧形抛物线。

**1. 位置**　标准的 3 线起于食指掌指横纹和拇指掌指横纹连线中点，以圆滑曲线包绕大鱼际延伸至腕横纹，纹线深长、清晰，颜色红润，无异常纹及断裂（图 2-3-21）。

**2. 生理意义**

（1）提示体质、精力等健康状况。

（2）提示寿命情况。

（3）生命线全息理论：提示 1~20 岁、20~40 岁、40~60 岁、60~80 岁阶段健康状况。①从食指、中指、无名指指缝向生命线平行画弧线，相交于生命线的点分别为 20 岁、40 岁、60 岁、80 岁，依次类推（图 2-3-22）。②生命线弧度过大，全长中心是 40 岁，以此为基础按生命线走向等距离加减推算。

**3. 生理变异**　长短方面：生命线过短提示免疫力差，容易患慢性消耗性疾病。

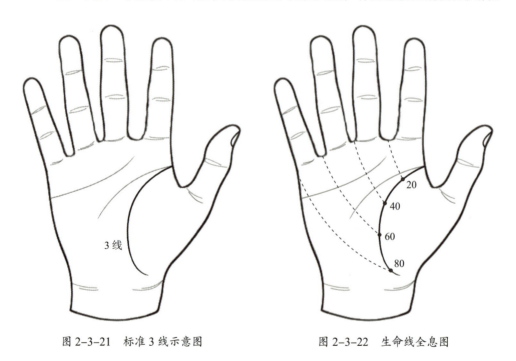

图 2-3-21　标准 3 线示意图　　　　图 2-3-22　生命线全息图

**4. 病理意义**

（1）整体：呈锁链状（图 2-3-23），提示抵抗力下降；如生命线中断（图 2-3-24），提示易患危重病证。

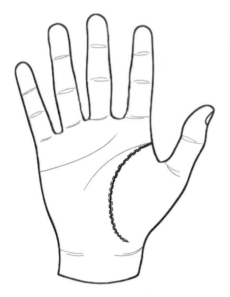

图 2-3-23　3 线锁链状

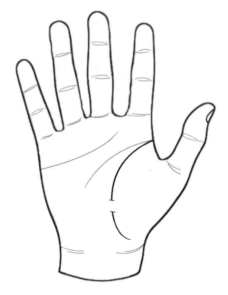

图 2-3-24　3 线中断

（2）起端：起点偏高提示肝胆气盛，易患胆囊炎、高血压；起点偏低提示精力不足。如起点出现岛纹（图 2-3-25），提示肝脾肿大。

（3）中段：出现"△"形纹提示心脑血管方面疾患；如有小岛纹提示肿瘤；如在肾区中断或出现"米"字纹提示肾结石（图 2-3-26）。

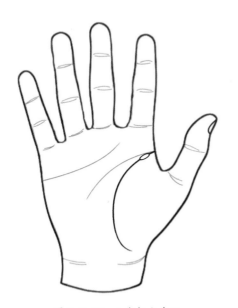

图 2-3-25　3 线起点岛纹

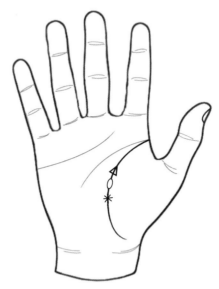

图 2-3-26　3 线中段"△"形纹、小岛
　　　　　纹、"米"字纹

（4）尾端：尾部散乱纹（图2-3-27），提示腰腿疼、女性附件炎；尾部以"十"字纹、"米"字纹结束（图2-3-28），提示易患心脑血管疾患；尾端出现岛纹（图2-3-29），女性提示子宫肌瘤，男性提示前列腺炎或前列腺增生。

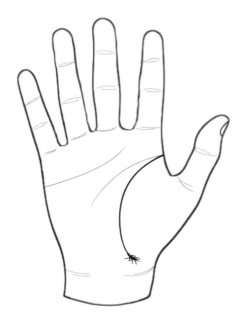

图2-3-27　3线尾部散乱纹

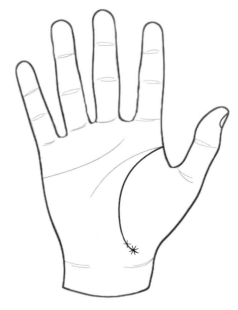

图2-3-28　3线尾部"十"字纹、"米"字纹

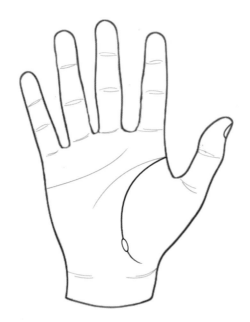

图2-3-29　3线尾部岛纹

## 二、十一条辅线

### （一）4线

4线又称"健康线"，4线的出现实际上是不健康的表现。

**1. 位置**  4线起于大、小鱼际交接处，是走向小指方向的斜行掌纹，纹理不宜过深，上不应插入感情线，向下不应插入生命线（图2-3-30）。

**2. 提示意义**

（1）提示慢性消耗性疾病，尤其是消化和呼吸系统疾患。

（2）通过健康线的形态判断疾病：寸寸断断是胃病，弯弯曲曲是肝病，锁锁链链是肺病，细线组成看神经，拉直变粗是肿瘤。

**3. 病理意义**

（1）整体：4线上出现岛纹（图2-3-31），提示易患肿瘤；4线为波形（图2-3-32），提示风湿类疾患；4线深长且与"潜血线"形成倒"八"字（图2-3-33），提示有消化道出血倾向。

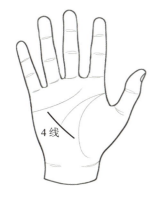

图 2-3-30　4线示意图

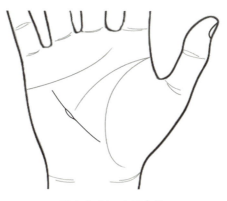

图 2-3-31　4线岛纹

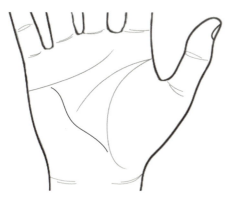

图 2-3-32　4线呈波形

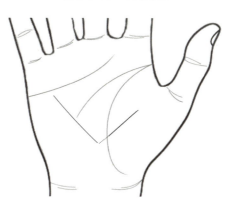

图 2-3-33　潜血线与4线

（2）起端：当起点切过生命线（图2-3-34），提示易患危重病证；起点与生命线相连接处，出现大岛纹（图2-3-35），提示呼吸系统疾病。

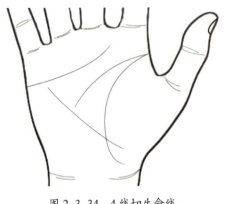

图2-3-34　4线切生命线

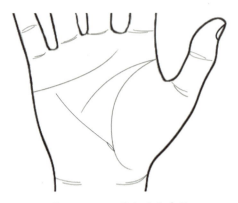

图2-3-35　4线起点大岛纹

（3）尾端：当健康线切过感情线，提示呼吸系统疾病，如鼻炎、咽炎、肺炎。

### （二）5 线

5线又称"命运线""玉柱线"，是掌根向上至中指下的竖线。

**1. 位置**　5线起于手掌坎位向上通过手掌中心，进入中指下方的纹线，此线不宜太粗，以细而浅，笔直向上，清晰不断，颜色红润为佳（图2-3-36）。

**2. 生理意义**

（1）提示心血管系统和呼吸系统的健康状况。

（2）提示精力盛衰状况。

**3. 病理意义**

（1）整体：5线向上与感情线汇合流入食指、中指缝内（图2-3-37），提示脾胃功能弱；5线延伸至中指下方（图

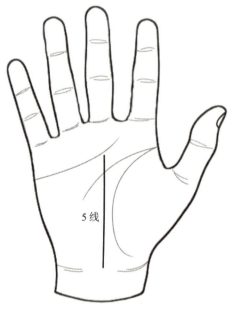

图2-3-36　5 线

2-3-38），提示心肺功能减退，中晚年时期易患心脑血管疾病。

（2）起端：主要提示消化系统功能。如起点岛纹提示胃肠功能紊乱；如起点"米"字纹且较深时（图2-3-39），提示可能有心绞痛；如起点坎位处有凹陷（图2-3-40），提示肾结石。

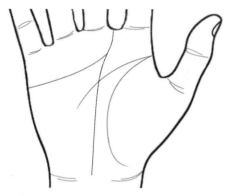

图 2-3-37　5 线流入食指、中指缝

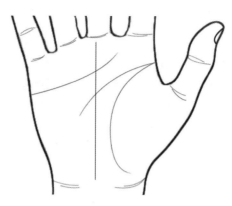

图 2-3-38　5 线延至中指下方

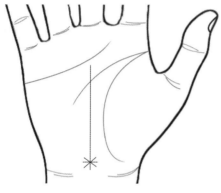

图 2-3-39　5 线起点"米"字纹

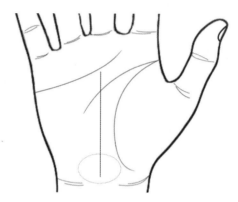

图 2-3-40　5 线起点凹陷

（3）中段：主要提示心血管系统功能。

（4）尾端：主要提示呼吸系统功能。如 5 线在中指下端有分叉，提示心肺功能下降；尾端有大量干扰线，提示其人常有胸闷、气短的症状；尾端出现长岛纹（图2-3-41），提示胃下垂；尾端离位处出现"△"形纹（图 2-3-42），提示脑供血不足。

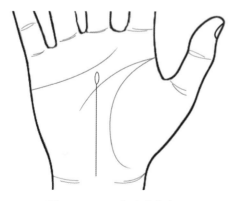

图 2-3-41　5 线尾端长岛纹

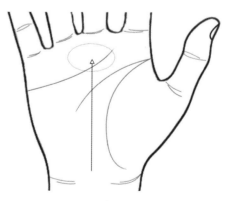

图 2-3-42　5 线尾端"△"形纹

### （三）6线

6线又称"障碍线""干扰线"，是干扰主线的切线。

**1. 位置**　所有横切各主线或某些辅线的不正常纹线都可以称作"障碍线"（图2-3-43），即6线，位置不固定，但只有深刻、较长（大于1cm）的才有诊断价值。

**2. 生理意义**　6线出现的位置对应相应的脏腑病变。

**3. 病理意义**

（1）整体：手上突然出现大量细小、浅短的6线提示近期常有饮食、作息不规律或工作压力较大。如女性掌部各主线有浅细的6线穿过，或多条6线形成"米"字纹、岛纹，且掌色红（尤其是乾位颜色鲜红），提示围绝经期综合征。

（2）6线切感情线：无名指与中指下的感情线上有6线切过，提示慢性支气管炎或支气管扩张。

（3）6线切生命线：较多6线横切生命线提示体质较差；6线切生命线，且月亮丘有"□"形纹（图2-3-44），提示呼吸系统疾病。

（4）6线切3条主线：6线从感情线切过智慧线直到生命线（图2-3-45），提示血压不稳、体质差；如有一条6线从感情线穿过智慧线，并延伸至大拇指，且有岛纹（图2-3-46），提示此人易患危重病，如恶性肿瘤。

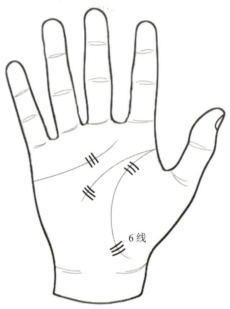

图 2-3-43　6线示意图

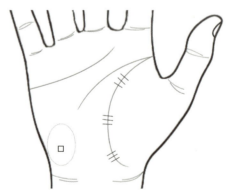

图 2-3-44　6线切3线，且月亮丘"□"形纹

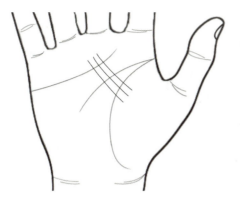
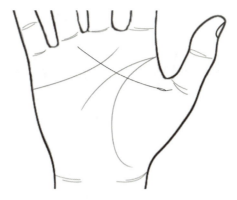

图 2-3-45　6 线切 3 条主线　　　　　图 2-3-46　6 线切 3 条主线，有岛纹

## （四）7 线

7 线又称"太阳线""贵人线""血压线""成功线"。

**1. 位置**　7 线为无名指下的 1 到 2 条直线，是 5 线的一条副线（图 2-3-47）。

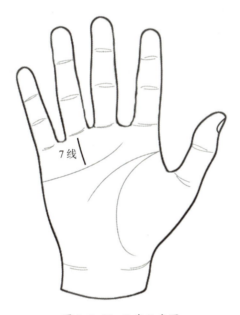

7线

图 2-3-47　7 线示意图

**2. 生理意义**　提示血压水平、颈椎病。

**3. 病理意义**

（1）整体：7 线上有"丰"字纹（图 2-3-48），提示慢性气管炎；有"#"纹（图 2-3-49），提示血压偏低；如 7 线旁有"米"字纹（图 2-3-50），提示心肌供血不足；如 7 线旁有血脂丘隆起（图 2-3-51、图 2-3-52），提示高血压且伴高脂血症。多条 7 线出现，提示颈椎病。

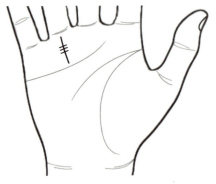

图 2-3-48　7 线 "丰" 字纹

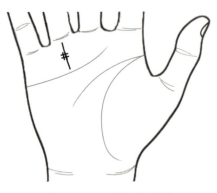

图 2-3-49　7 线 "#" 纹

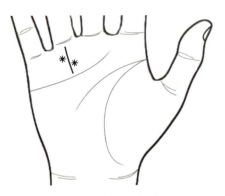

图 2-3-50　7 线旁 "米" 字纹

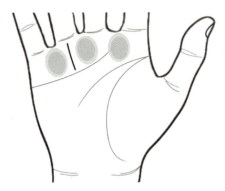

图 2-3-51　7 线旁血脂丘

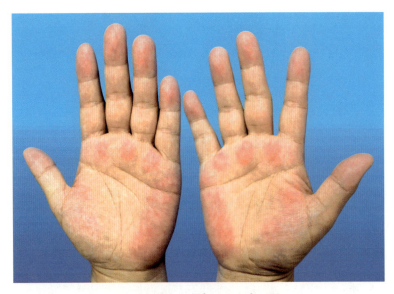

图 2-3-52　7 线旁血脂丘实例图

（2）形态方面：7线过长切感情线，提示高血压；7线短小未及感情线，提示低血压；双7线亦然。

### （五）8线

8线又称"放纵线""旅游线"。

**1. 位置** 8线从小鱼际的下方稍低部位水平向生命线延伸，腕横纹上1~2cm处，一到三条短横线（图2-3-53）。

**2. 生理意义**

（1）饮食、作息不规律，体力过度消耗。

（2）糖尿病、肾病等内分泌系统疾病家族遗传病史。

**3. 病理意义**

（1）整体：8线不规则、杂乱且细小（图2-3-54），提示神经衰弱、失眠多梦；深长的8线横延至肾区切生命线（图2-3-55），提示糖尿病、肾病倾向。

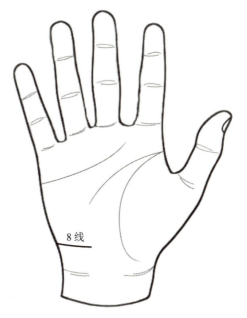

图 2-3-53 8线示意图

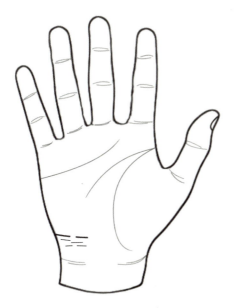

图 2-3-54 8线不规则、杂乱且细小

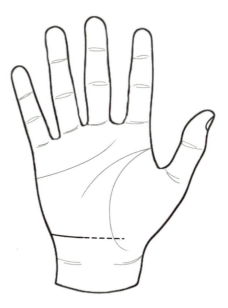

图 2-3-55 8线切3线

（2）形态方面：弯曲的8线提示生活不规律，包括长期熬夜，体力过度消耗或性生活过度，嗜烟、嗜酒，长期服用安眠药、麻醉品等。

（3）不同人群：刚出生的婴儿手上出现8线，应考虑糖尿病家族遗传史；儿童手掌上出现8线，提示多梦；肥胖人手掌有一条笔直的8线，提示营养过剩。

### （六）9线

9线又称"过敏线""金星环""美人环"。

**1.位置**　9线是从食指与中指的指缝下缘向无名指与小指的指缝下连接的弧形线（图2-3-56）。

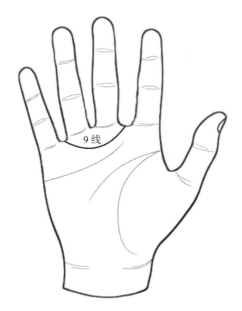

图2-3-56　9线示意图

**2.生理意义**

（1）体质方面：提示过敏体质。

（2）性格方面：提示性格敏感、追求完美。

**3.病理意义**

（1）9线呈两条或者多条，且深而长，提示过敏体质；9线间断且分成多层（图2-3-57），提示易患神经衰弱。

（2）9线中段有小岛纹（图2-3-58），提示甲状腺功能亢进或肿瘤。

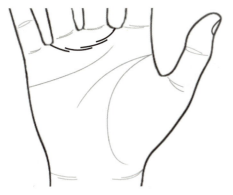

图 2-3-57 9 线间断分层

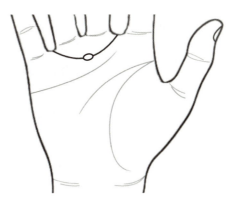

图 2-3-58 9 线中段小岛纹

（3）9 线向下弩张交于感情线（图 2-3-59），提示易患肺结核；9 线延伸至食指下，提示生殖功能低下，可能患有不孕不育症。

### （七）10 线

10 线又称"土星环""肝郁线"。

**1. 位置** 10 线是包绕中指基底部形成的弧形半月环（图 2-3-60）。

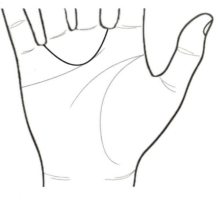

图 2-3-59 9 线下交 1 线

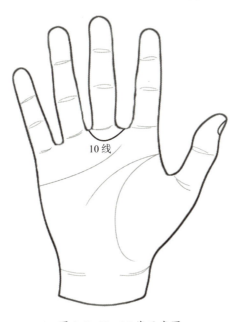

图 2-3-60 10 线示意图

## 2. 生理意义

（1）体质方面：提示肝郁体质和家族遗传性视力问题。

（2）性格方面：提示具有较强能力、号召力，但性格孤僻。

## 3. 病理意义

（1）整体：10线提示肝气郁结，情志不舒。如有深刻且明显的10线，提示抑郁；有两条10线且旁边有杂乱线，提示失眠；如10线上出现多条干扰线（图2-3-61），提示精神疾患；10线上有岛纹（图2-3-62），提示遗传性视力问题。

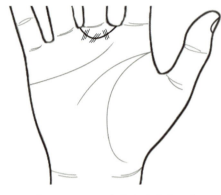

图 2-3-61　10 线上出现多条 6 线

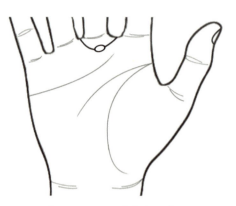

图 2-3-62　10 线上出现岛纹

（2）合并病理纹：10线、1线、2线同时出现"丰"字纹（图2-3-63），提示可能患有抑郁症，严重者有自杀倾向；10线上有"米"字纹，且生命线上有岛纹（图2-3-64），提示眼部疾患；10线伴无名指下感情线上出现岛纹（图2-3-65），提示视力差，多由遗传因素所致。

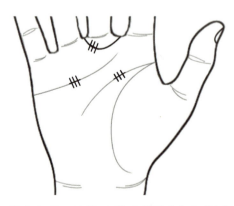

图 2-3-63　10 线、1 线、2 线同时出现"丰"字纹

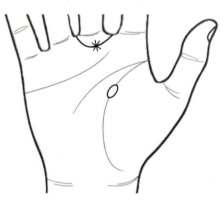

图 2-3-64　10 线上有"米"字纹，且 3 线有岛纹

（3）不同人群：男性手掌上10线与9线同时存在，提示性功能障碍；小孩子手掌上有10线，提示近视或有近视家族遗传史。

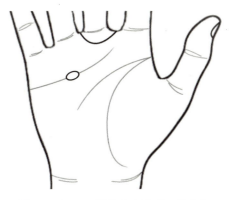

图2-3-65　10线伴无名指下1线岛纹

### （八）11线

11线又称"性线""生殖线"，是水星丘里的几条短横线。

**1. 位置**　11线位于小指的掌指横纹与感情线中点，其长度约为小指根1/2，以深、平、直、明晰不断、颜色浅红者佳（图2-3-66），健康人多拥有1~3条11线。

**2. 生理意义**　提示泌尿、生殖系统功能。

**3. 生理变异**

（1）形态方面：11线粗大、深刻，提示性早熟。

（2）数量方面：数目并不重要，总会有一条较深的纹。若双手均无11线，提示生殖功能低下，女性提示不孕，男性提示少精、无精、阳痿。

（3）长短方面：11线过长向无名指延伸，线上出现"米"字纹或出现6线，提示患有肾炎、前列腺炎；11线短浅、细弱色淡，或隐而不显，线上呈岛纹或有大量6线切过，坤位位置低陷，筋浮骨露，肤色枯白无光泽，提示生殖功能低下，易患不孕不育症。

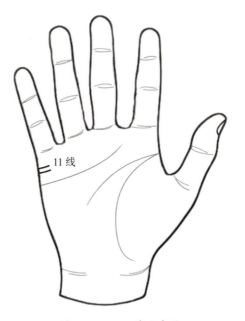

图2-3-66　11线示意图

**4. 病理意义**

（1）整体：11线上有分支（图2-3-67），提示泌尿道感染；11线上岛纹（图2-3-68），提示肾盂肾炎、前列腺炎；11线尾部岛纹（图2-3-69），提示女性易患尿路感染，男性易患前列腺增生。

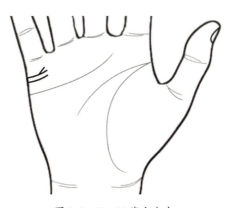

图2-3-67　11线上分支

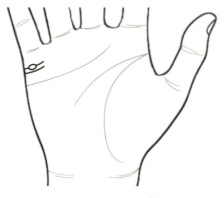
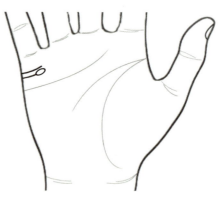

图 2-3-68　11 线上岛纹　　　　　　　　图 2-3-69　11 线尾部岛纹

（2）方向：11 线向上抬升（图 2-3-70），提示生殖功能低下，夫妻性生活不和谐；11 线下垂与 1 线相连（图 2-3-71），提示肾虚、易疲劳。

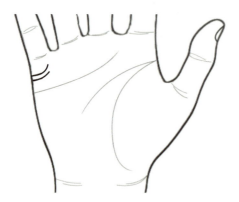
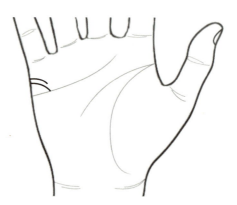

图 2-3-70　11 线向上抬升　　　　　　　图 2-3-71　11 线下垂交 1 线

## （九）12 线

12 线又称"酒线""肝病线"，是 11 线的延长线。

**1. 位置**　12 线起于 1 线与小指根线中部，斜行延伸至无名指下方（图 2-3-72）。

**2. 生理意义**　提示肝脏的代谢功能异常。

**3. 生理变异**　形态方面：12 线深长，提示肝脏免疫功能下降；12 线浅、断、隐约，提示肝脏解毒能力下降。

**4. 病理意义**

（1）整体：双手均出现 12 线，提示肝脏受损；12 线有 6 线切过（图 2-3-73），提示曾患过肝炎；12 线出现岛纹、"米"字纹、"十"字纹（图 2-3-74），提示痛风、肝硬化等慢性疾病。

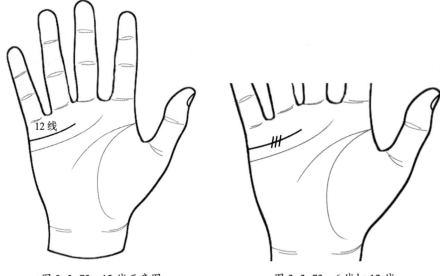

图 2-3-72　12线示意图　　　　　　　图 2-3-73　6线切12线

（2）合并他线：12线与9线、11线同时出现（图2-3-75），提示肝脏免疫力下降；12线伴1线过长或流入食指与中指指缝之间，胃区纹理紊乱（图2-3-76），提示慢性胃炎、肠易激综合征；12线在中指下方且与1线相交（图2-3-77），提示痛风或关节炎。

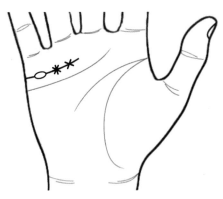

图 2-3-74　12线上岛纹、"米"字纹、"十"字纹

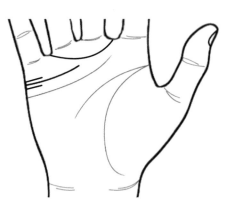

图 2-3-75　12线、9线、11线并见

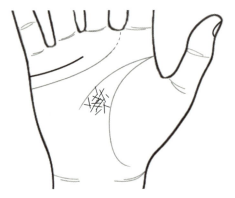

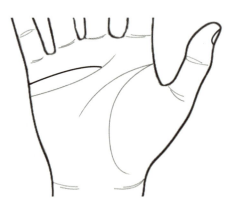

图 2-3-76　12 线伴 1 线过长与胃区纹理紊乱　　图 2-3-77　12 线在中指下且交 1 线

### （十）13 线

13 线又称"悉尼线"，是 2 线的变异线。

**1. 位置**　13 线是智慧线延长至掌侧小鱼际的线（图 2-3-78）。

**2. 生理意义**　提示各种恶性病或家族史。

**3. 生理变异**　形态方面：13 线模糊，提示易患血液疾病。

**4. 病理意义**　出现 13 线或 13 线上有岛纹、"米"字纹、"十"字纹等异常纹（图 2-3-79），要高度重视恶性病变；左手出现 13 线提示属于肿瘤的高危人群。

### （十一）14 线

14 线又称"通贯掌""通贯线""猿猴线""断掌""转道纹"。

**1. 位置**　14 线就是 1 线、2 线融合在一起的掌纹（图 2-3-80）。

**2. 生理意义**　提示人的体质、智力、寿命及疾病的发展状况。

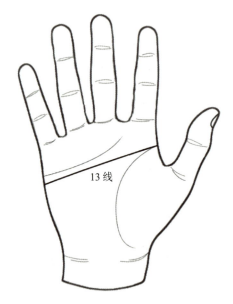

图 2-3-78　13 线示意图

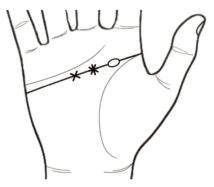

图 2-3-79　13 线上有岛纹、"米"字纹、"十"字纹

### 3. 生理变异

（1）真通贯：感情线和智慧线合二为一，横贯全掌，为真通贯。此线并不能判断人的智力高低，此线存在两个极限，领导人可能有此线，痴呆儿也可能有此线，提示遗传性，也多提示此类人易患腰痛、胃炎、头痛等疾病。

（2）假通贯：①存在智慧线：提示性格刚烈，刚愎自用，往往自我奋斗。②存在感情线：多提示特殊疾病的遗传特征较强烈，如白血病、银屑病等。

（3）桥通贯：感情线和智慧线之间通过贯桥线相互连接起来，提示此类人有能力，做事比较完整，胆大心细，有领导能力，也提示此类人易患心脏疾患。

**4. 病理意义** 14线呈锁链状（图2-3-81），提示易头痛。

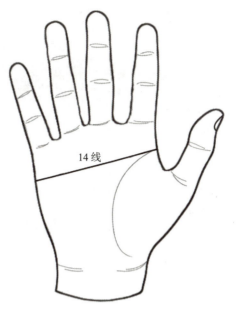

图 2-3-80　14线示意图

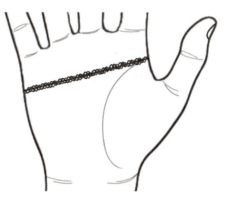

图 2-3-81　14线呈锁链状

## 三、病理纹

手掌上出现异常纹，一般具有临床意义。不同民族、不同地方、不同国家、不同人种的生存状况、遗传基因不同，病种及人的体质、抗病能力、病程长短、病程中各种因素的变化也不同，反映到手掌上的异常纹必定是各种各样的。常见异常纹主要有以下十种：分别为"十"字纹、"#"纹、"△"形纹、"□"形纹、格子纹、"米"字纹、"岛"形纹、"☆"形纹、"○"形纹、斑点。

### （一）"十"字纹

"十"字纹由两条短线或一长一短两条线组合而成（图2-3-82），提示某脏器功能失调，或者某部位出现炎症，处于疾病早期。常见"十"字纹如下。

（1）智慧线上有明显的"十字纹"：提示情绪不稳定、心律不齐、隐匿性心脏病。

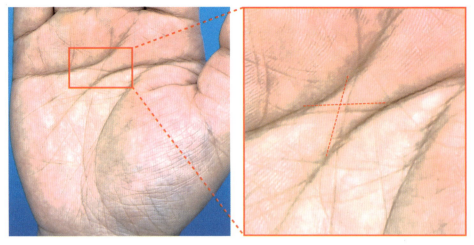

图 2-3-82 "十"字纹

（2）方庭内有较多"十"字纹：提示心律失常，症状表现为心悸、胸痛、眩晕、胸闷等。

（3）咽区、肝胆区出现"十"字纹、"#"纹：提示患有咽炎、鼻炎、胆囊炎。

（二）"#"纹

"#"纹由4条短线组成（图2-3-83），这种纹发展下去就会变成"米"字纹，提示有慢性炎症，病情进展缓慢，尚未发生实质性变化。常见"#"纹如下。

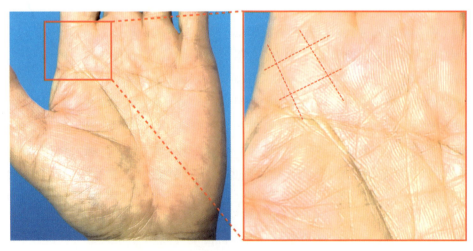

图 2-3-83 "#"纹

（1）胆区出现"#"纹：提示胆囊有炎症，无结石。

（2）胃区出现"#"纹：提示此人有慢性胃炎。

（3）肠区出现"#"纹：提示此人肠道功能紊乱。

（4）坤位出现"#"纹：提示女性泌尿生殖感染，男性常见急性前列腺炎。

### （三）"△"形纹

"△"形纹是由3条短线或2条短线与主线相交而成（图2-3-84），提示疾病由早期状态向实质性转变，病情比"十"字纹重，比"米"字纹轻，类似于"#"纹，处于疾病中期。智慧线有"△"形纹通常提示头痛、偏头痛病史。

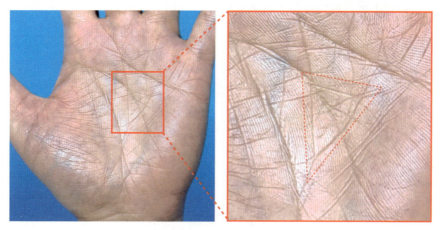

图2-3-84 "△"形纹

### （四）"□"形纹

"□"形纹由4条短线组成长方形或正方形（图2-3-85），提示病情已经稳定，还是各种瘢痕的掌纹表现，与外伤、手术有关。常见"□"形纹如下。

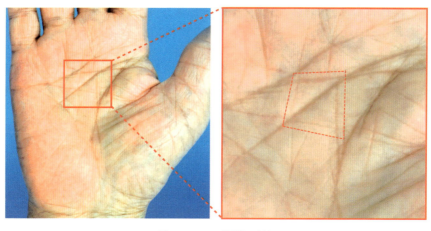

图2-3-85 "□"形纹

（1）中指与无名指下的感情线上出现"□"形纹：提示此人肺部有钙化点。

（2）智慧线上出现"□"形纹：多为潜在心脑疾患。

（3）生命线中部出现大"□"形纹：提示此人有过胸部手术或胸膜黏连。

（4）在无名指下方出现"□"形纹：多提示腹部手术后瘢痕或腹外伤等。

### （五）格子纹

格子纹是由多条线交叉组成类似格子的形状（图2-3-86），提示陈旧性病变，功能障碍已经形成，但对生命无较大威胁。常见格子纹如下。

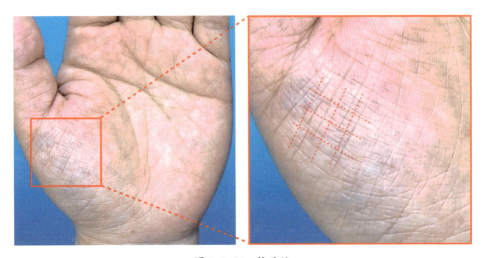

图 2-3-86　格子纹

（1）震位出现格子纹：提示性功能低下。

（2）胃区、肺区出现格子纹：提示胃部、肺部疾患。

（3）食指指甲面有凸起的纵横交织的格子纹：提示颈椎增生较重。

### （六）"米"字纹

"米"字纹是由3~4条线组成的，类似米字的形状（图2-3-87），提示脏腑瘀滞，易形成结节积聚，甚至结石、肿瘤等病证，病情较重。常见"米"字纹如下。

（1）智慧线上"米"字纹多：提示血管性头痛或心绞痛。

（2）生命线尾端出现"米"字纹：是突发疾病的危险信号，易患脑血管意外，常为猝死型。

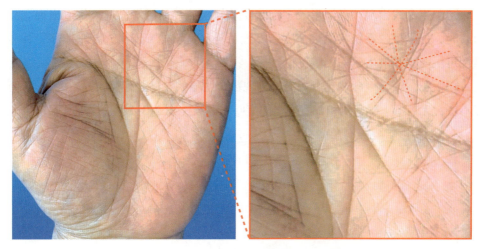

图 2-3-87　"米"字纹

## （七）"岛"形纹

"岛"形纹即纹线如岛形，其范围可大可小，可独立可连续（图 2-3-88），提示相关脏器功能障碍，岛纹越小越有意义，小岛纹提示体内有肿瘤或囊肿，大岛纹提示所在区域代表的脏器功能低下。常见"岛"形纹如下。

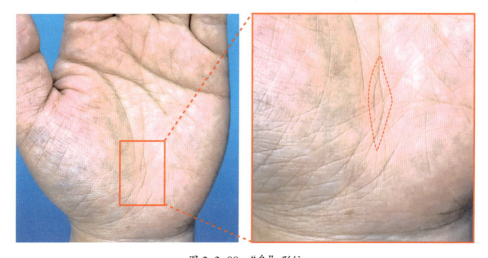

图 2-3-88　"岛"形纹

（1）感情线起始端有"岛"形纹，多是听神经异常（听力障碍）；感情线无名指下端有"岛"形纹，多为屈光不正（视力障碍）。

（2）智慧线起端小岛纹，提示有眩晕症状。中段小岛纹，提示头痛；中段大岛纹提示眩晕，如梅尼埃病。

（3）生命线出现"岛"形纹多反映实质性疾病。如尾端靠近坎位上出现"岛"形纹时，提示生殖系统实质性病变，女性可见子宫肌瘤、卵巢囊肿、输卵管肿瘤，男性可见前列腺增生、前列腺肿瘤。

（4）智慧线和生命线起点相交处出现数个明显的"岛"形纹，提示幼年时期营养不良；无名指下感情线和智慧线之间有叶状岛纹（图2-3-89），提示乳腺增生。

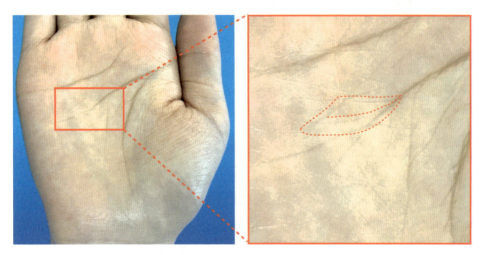

图 2-3-89　无名指下 1 线、2 线之间叶状岛纹（乳腺增生）

（5）健康线出现"岛"形纹（图2-3-90），并且4线的深度与3线相同，提示某个脏器患有肿瘤。如果肿瘤术后或者放疗、化疗后，4线上出现岛形纹，提示肿瘤转移。

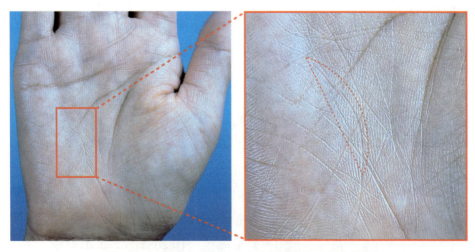

图 2-3-90　健康线"岛"纹（甲状腺结节、乳腺结节）

（6）5线起点"岛"形纹，提示痔疮。

### （八）"☆"形纹

"☆"形纹由 5 条或多条线交叉组成（图 2-3-91），提示有突发的疾病，比较少见，一般见于缺血性脑血管意外。

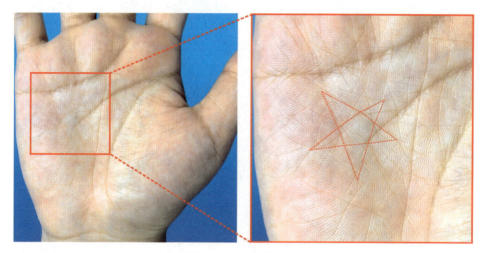

图 2-3-91 "☆"形纹

### （九）"○"形纹

"○"形纹即掌纹如环（图 2-3-92），多与外伤有关，提示曾受到软物撞击。

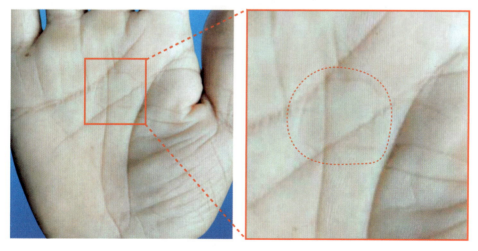

图 2-3-92 "○"形纹

## （十）斑点

单发的红点、黑点（见图 2-3-93），提示炎症；多发的红点、黑点（见图 2-3-94），提示癌症可能，绿点提示可能是梅毒。

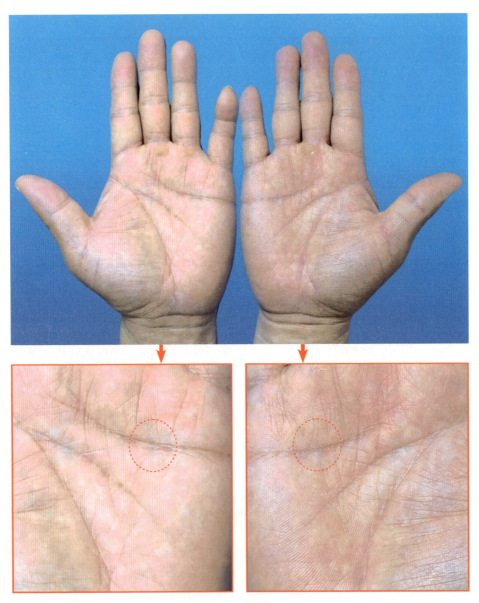

图 2-3-93　单发黑点

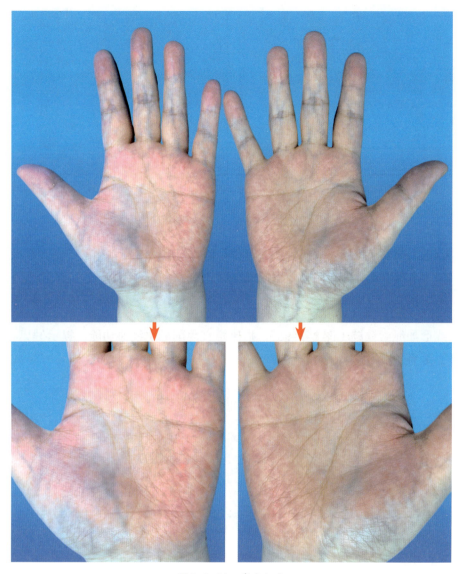

图 2-3-94　多发红点

## 四、四种特殊病理线

### （一）羽状线

主线末端有细小支线呈羽毛状，分为尾部羽毛、上羽毛、下羽毛（图 2-3-95）。

（1）尾部羽毛：尾部分 2~3 个叉增强本线功能，一旦形成羽毛，减弱本线 1/2 以上功能。

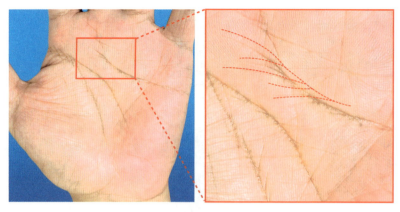

图 2-3-95　下羽毛线

（2）上羽毛：较好，身体转为健康，心情转为愉快。

（3）下羽毛：身体不健康，感情受影响。

## （二）链状线

线形如绳索铁链（图 2-3-96），临床意义为削减主线原功能，提示健康状况不佳，多为过敏体质。

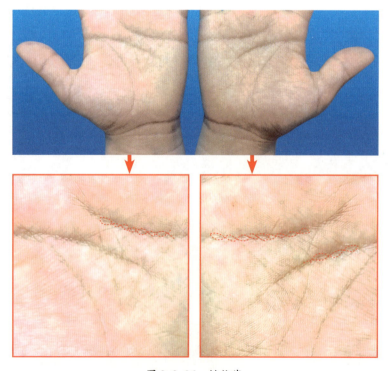

图 2-3-96　链状线

## （三）波状线

主线弯曲呈波状，提示情感易波动或疾病时好时坏。1线呈波状（图2-3-97），提示心脑血管疾病已形成；2线呈波状（图2-3-98），提示心脏病时轻时重。

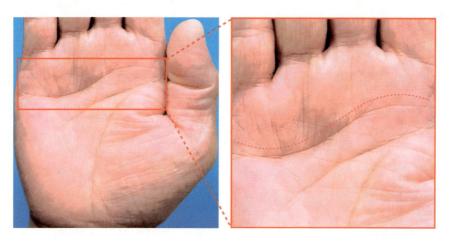

图 2-3-97　1 线波状线

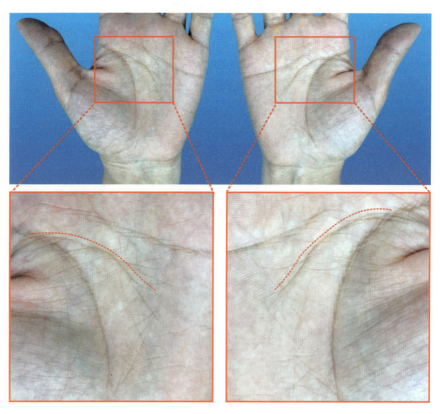

图 2-3-98　2 线波状线

## （四）断状线

（1）真中断：就是本条线截止在此，没有后来部分（图 2-3-99），有时会危及生命。

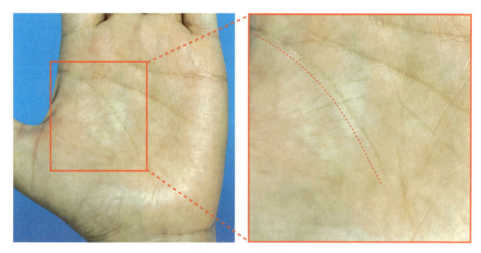

图 2-3-99　真中断

（2）假中断：断后又有辅线连接。若 2 线中断（图 2-3-100），提示可能发生心脑血管病。

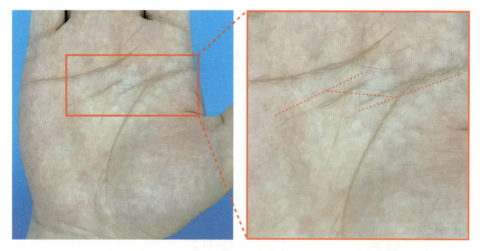

图 2-3-100　假中断

（3）曲中断：在主线中部弯曲中断（图 2-3-101），提示身体可能有重大疾患，严重时可危及生命。

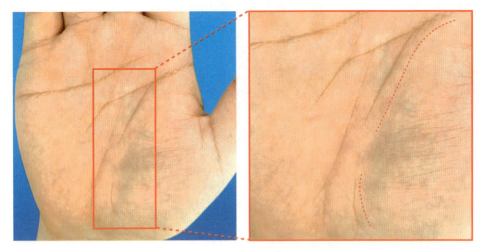

图 2-3-101　曲中断

## 五、特殊纹

### （一）贯桥线

连接感情线和智慧线的连线（图 2-3-102），提示心脑功能障碍。

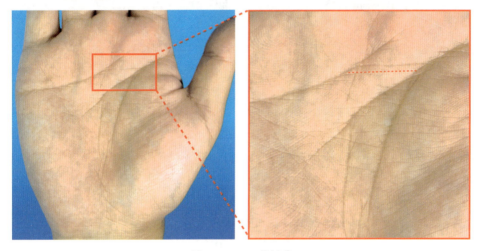

图 2-3-102　贯桥线

### （二）孔子目纹

大拇指远端指节横纹处有眼状纹（图 2-3-103），此外其余四指第一指节有双条指节纹也是孔子目纹，提示此类人爱思考，知识分子多有此纹。

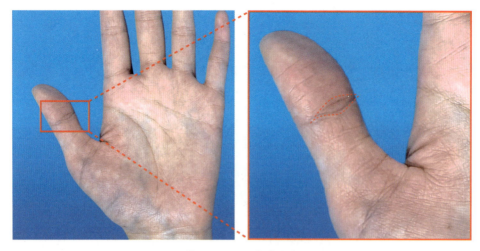

图 2-3-103　孔子目纹

## （三）口才线

口才线是位于大拇指第二指节掌面的一条横纹（图 2-3-104），提示说话有逻辑，应变能力强。

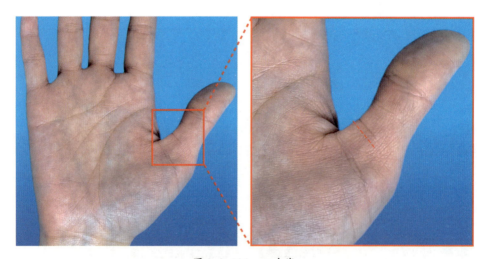

图 2-3-104　口才线

## （四）佛眼纹

大拇指掌指横纹有小眼状纹连接（图 2-3-105），临床价值同孔子目纹，皆象征着智慧与聪明，但易患颈椎疾患。

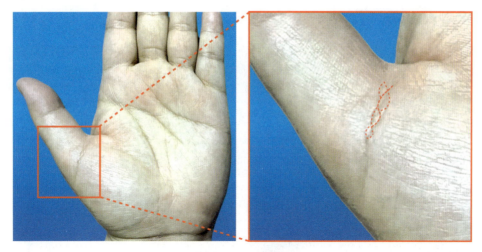

图 2-3-105　佛眼纹

## （五）副线

副线指主线两侧有长的平行线或主线中断处有短线承接。前者代表身体健康，后者提示即使患病也能康复。若生命线桡侧产生一条平行生命线的副线（图 2-3-106），多是生命线的加强，提示长寿，同时也提示肠道功能失调，腹泻与便秘交替出现。

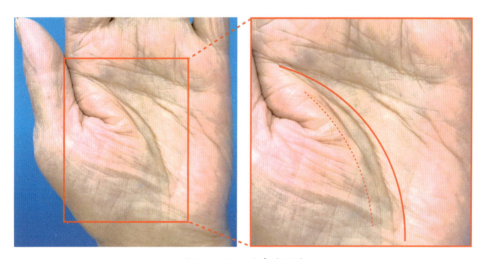

图 2-3-106　生命线副线

## （六）"Y"形纹

靠近手掌小鱼际处，有倒"Y"字纹（图 2-3-107），称为异性线。提示房事过频或可能有泌尿系统感染。

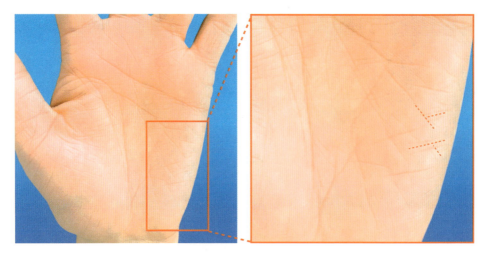

图 2-3-107　"Y"形纹

### （七）手腕线

　　健康的手腕线是手腕处存在两条及以上横线，无杂纹，清晰，完整，不中断。若出现三条手腕线提示为长寿家族后裔；出现四条手腕线者提示此人家族有 90 岁以上高龄老人（图 2-3-108）；出现五条手腕纹提示此人家族有 100 岁以上高龄老人；手腕线上有"☆"形纹、手腕线残缺不全或呈链状纹或有血络，提示生殖功能低下，女性易患妇科炎症及不孕症，男性易患不育症。

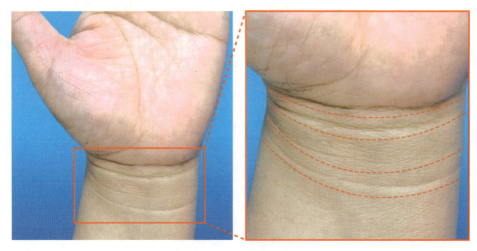

图 2-3-108　手腕线

## （八）尿床纹

2线与3线起端交汇处呈菱状纹理（图2-3-109），提示幼年遗尿史。

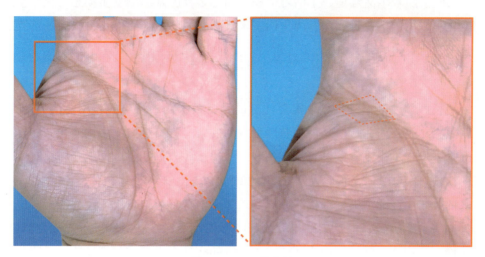

图 2-3-109　尿床纹

## （九）川字掌

川字掌是指手掌中的三条主线，即生命线、智慧线和感情线，在掌心处形成了一个明显的"川"字形状。这三条线要清晰、深刻、无分叉，且三条线无交汇（图2-3-110），此类人具有较强的领导能力和决策力，独立性强，性格急躁。

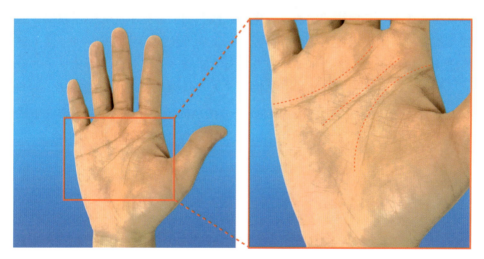

图 2-3-110　川字掌

## 六、掌纹的变化

掌纹会随着生活环境、生活习惯和疾病等多种因素影响发生动态变化，掌纹的变化可以用"消、长、深、浅"四字来概括，因此，临床中是可以通过掌纹的变化来判断疾病情况及预后。

### （一）消长

消长即掌纹消退和新增，需要注意的是三条主线一旦生成就不会消失，"消长"只指"纹"而非指线。消长有两个方面的含义：一是纹的多少变化，如在小鱼际下方出现不规则、杂乱且细小的8线，提示此人近期过度消耗身体，有不规律的饮食、作息习惯，若此人调整饮食和作息，减慢工作、生活节奏，调整状态，杂乱的8线会逐渐消失，干扰线亦如此，如近期智慧线出现细小干扰线，多提示此人易头痛、头晕、记忆力减退等，若经干预后上述症状缓解，干扰线会消退。掌纹增多为病进，掌纹变少为病消。二是纹的病理意义严重程度变化，如巽位出现病理纹多提示胆囊疾患，若从"米"字纹消退为"#"纹或"十"字纹，再慢慢消失，此为胆囊疾病逐步减轻甚至痊愈的表现。

### （二）深浅

深浅即纹路的深、浅，或可用沉、浮表示（浮为浅，沉为深）。深浅的意义从两个方面理解：一是三条主线深浅变化，一般情况下，三条主线应深刻、清晰，并以此为参照判断其他线的深浅，若生命线浅、细，多提示此人体质较弱，若生命线尾端深刻，则提示此人生命力增强；二是病理纹的深浅变化，如4线（健康线）常人不应该出现，若出现4线，且线浅、断续，多提示此人身体处于亚健康状态，但若4线深刻如三条主线，多提示此人病情较重，身体状态不佳，若为浅纹，提示此人处于疾病早期或疾病将要痊愈的期间（多由深变浅）。若纹由浅变深，提示疾病恶化；若纹由深变浅或由浅逐步消失，提示疾病好转或痊愈。

# 观血络

## 一、血络的意义

"血络"一词首见于《黄帝内经》，本义指在病理状态下，体表所出现的有颜色、形态变化的络脉。《灵枢·血络论》中对其形态描述为："血脉者，盛坚横以赤，上下无常处，小者如针，大者如筋，则而泻之万全也，故无失数矣。"血络实质为浅表的静脉血管，当静脉血液回流受阻、压力增高时，血络在体表出现变色、凸起、曲张、扭曲等改变。我国古代医家已将望血络作为重要的诊察依据，如《灵枢·九针十二原》言："审视血脉者，刺之无殆。"血液回流受阻为体内积滞阻碍气血运行所致，各种瘀血、痰湿、热毒等病理产物不能被排出体外，可能导致全身各系统发生循环障碍，进而出现体表血络"青筋暴露"的表现。因此，人体出现的血络实质上是体内病理产物（寒、湿、痰、瘀、热、毒）积滞的一种外在反映。

## 二、血络的形态和颜色

血络的形态和颜色可体现于体表，通过观察血络的变化即可了解机体的气血状态。《灵枢·血络论》记载"黄帝曰：愿闻其奇邪而不在经者。岐伯曰：血络是也……阳气蓄积，久留而不泻者，其血黑以浊"，这是最早对血络形态病变的论述。一般来说，随着血络形态、颜色异常程度的加重，体内的积滞也会相应加重。

### （一）血络形态

根据体表血络的形态可将其大体分为三个阶段。

（1）可见体表"青筋"显露，但不凸出皮肤——为轻。

（2）体表血络凸出皮肤，但走行尚流畅——为中。

（3）血络凸出皮肤，走行扭曲——为重。

### （二）血络颜色

血络在体表呈现的颜色也可由浅到深分为以下三类。

（1）青色——为轻。

（2）紫色——为中。

（3）黑色——为重。

## 三、不同部位血络的意义

### （一）手掌血络

**1.大鱼际血络** 大鱼际为手掌大指本节后肌肉丰满隆起处，手太阴肺经循行经过，《灵枢·经脉》记载手太阴肺经"入寸口，上鱼，循鱼际，出大指之端"。足阳明胃经血气也随肺经至此，《灵枢·经脉》记载"胃中寒，手鱼之络多青矣。胃中有热，鱼际络赤，其暴黑者，留久痹也。其有赤有黑有青者，寒热气也。其青短者，少气也"，指出大鱼际络脉变化可反映胃中寒热虚实状态。《灵枢·论疾诊尺》中亦有相似论述："鱼上白肉有青血脉者，胃中有寒。"以手掌脏器定位来说，此区域对应"风湿区"，因此大鱼际出现血络（图2-4-1），提示腰腿痛或下肢风湿关节痛。同时大鱼际部位与手掌丘之"金星丘"及手掌九宫八卦之"艮位"相对应，因此通过观察鱼际络脉情况也可以在一定程度上提示冠脉病变及大便等情况。

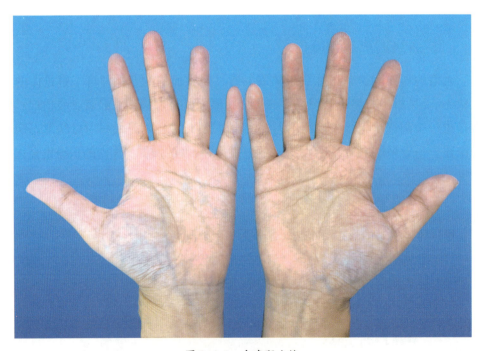

图 2-4-1　大鱼际血络

**2. 生命线内侧血络** 生命线内侧亦与手太阴肺经循行部位联系密切。中医学理论认为"肺主一身之气",如《素问·六节藏象论篇》曰:"肺者,气之本。"其主要体现在肺对全身气机的调节作用,即通过调节一身之气的升降出入,保持全身气机调畅。生命线内侧出现血络,提示人体气机调节存在异常或隐患。同时以手掌脏器定位而言,其对应手掌消化系统之"肝区"及"肝胆筋"部分,若此区域出现血络(图2-4-2),提示此人气机不畅,多见于长期工作压力大、情志抑郁、肝胆郁结者,容易引起口苦、口干、烦躁、胸闷等症状。

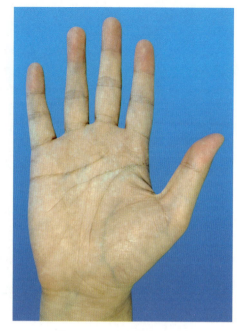

图 2-4-2　生命线内侧血络

**3. 生命线起始段血络** 此区域除与手太阴肺经循行区域相邻外,手厥阴心包经亦循行于此,《灵枢·经脉》记载其循行路线为"入肘中,下臂行两筋之间,入掌中"。结合心包经"是动病、所生病"可知,此区域出现血络不仅与"肺主一身之气"的功能异常相关,还可能导致"喜笑不休、烦心"等情绪异常变化。同时以手掌脏器定位而言,生命线起始段区域位于手掌之"肝区""胆区""肝胆筋"等区域交界处。因此,此处出现血络(图2-4-3),多提示气机不畅或长期处于情绪不佳等状态,可能由工作压力或情志抑郁导致,女性长此以往容易引起月经前后乳房胀痛或乳腺增生。

**4. 腕横纹处血络** 手掌腕横纹处与手掌丘之"地球丘"及手掌九宫八卦之"坎位"相对应,主要提示生殖、泌尿、内分泌等方面异常。同时此处对应手掌脏器定位之"卵巢区""子宫与前列腺区",此处出现血络(图2-4-4),多提示妇科疾病,如月经不调、带下病、卵巢囊肿、子宫肌瘤等,或为女性生育力低下的征象。若小孩手腕处出现血络浮显,头发如麦穗状,提示消化不良及营养缺乏。

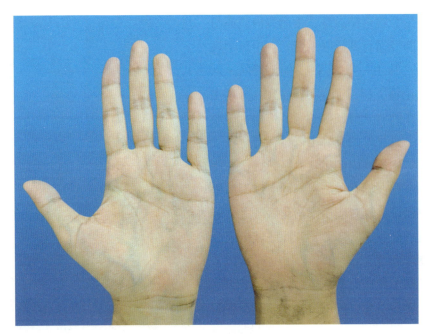

图 2-4-3　生命线起始段血络

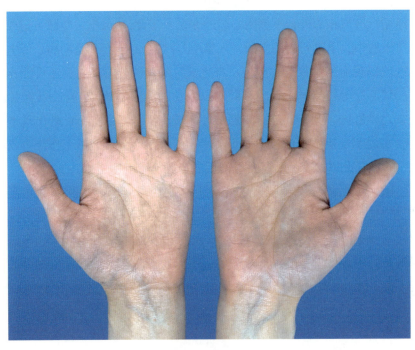

图 2-4-4　腕横纹处血络

**5. 腕横纹下方血络（内关附近）** 内关穴为手厥阴心包经的络穴，具有"宁心安神，理气止痛"之功效。如《备急千金要方》谓："凡心实者，则心中暴痛，虚则心烦，惕然不能动，失智，内关主之。"若腕横纹下方"内关穴"附近出现血络（图2-4-5），提示心脏方面疾病，如心悸、胸闷、失眠、多梦等。

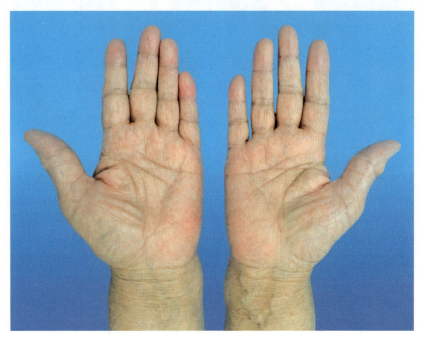

图 2-4-5　腕横纹下方血络（内关附近）

**6. 全掌血络**　全掌血络从经络角度分析，主要涉及"手三阴经"（手太阴肺经、手厥阴心包经、手少阴心经）在手掌部位的循行区域。若出现血络，除提示上述"气机调节""情绪变化"方面的异常，还与中医学中"心主血脉"的生理病理状态密切相关。《素问·痿论篇》曰："心主身之血脉。"《素问·五脏生成篇》："诸血者，皆属于心。"因此全掌血络多提示心肺功能、气机调节及血脉状态等方面异常。同时由于肺经与大肠经相表里，肺经调节气机升降出入的功能出现异常，亦影响大肠"主传化糟粕"功能。全掌血络甚至可见于指节间（图2-4-6），提示肠道积滞或有宿便形成，多患有习惯性便秘、静脉瘤、痔疮等。改变排便习惯后，血络可能会逐渐浅淡、消失。若全掌可见青紫色血络，表示肠道积滞，血液含氧量低，血液凝聚黏滞，易出现血压、血脂、血糖等指标异常升高。

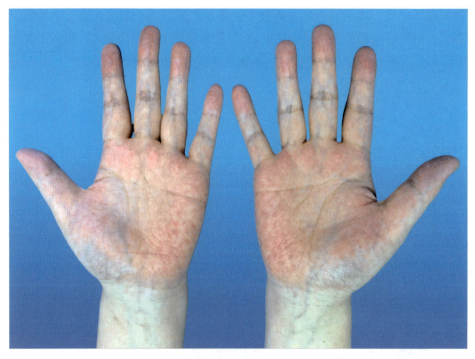

图 2-4-6　全掌血络

## （二）手指血络

**1. 指节血络** "四缝穴"为经外奇穴，定位在第2~5指掌侧，近端指关节的中央。本穴为治疗小儿疳积要穴，同时也可以反映小儿脾胃运化功能。若儿童指节出现血络提示肠道积滞、运化不良，甚则疳积。

成人指节有血络（图2-4-7），提示胃肠道有积滞、宿便等消化系统问题，且积滞还影响到头部血管微循环，导致脑血管供血不足，所以成人指节有血络容易头脑不清，严重者见头晕、头痛、中风。

食指为大肠经循行所过之处，小指为心经循行所过之处，此处出现血络提示大肠经和小肠经瘀滞。同时根据手掌脏器定

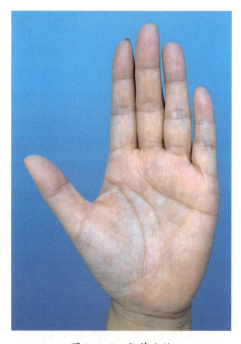

图 2-4-7　指节血络

位，手掌食指掌指关节下方桡侧为左肩，小指掌指关节下方尺侧为右肩，因此手指出现血络提示左肩、右肩的异常。通过大量临床观察发现，食指指节有血络（图2-4-8），提示大肠经瘀滞，且左侧肩周容易疼痛；小指指节有血络（图2-4-8），提示小肠经瘀滞，且右侧肩周容易疼痛。

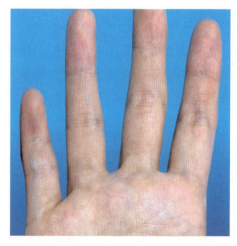

图2-4-8　食指、小指指节血络

**2. 拇指掌指关节血络**　拇指掌指关节血络是指大拇指根部与大鱼际相连部位出现青色或青黑色血管（图2-4-9），刘剑锋教授最早提出大鱼际拇指根部为冠状动脉区，年龄40岁以上且大鱼际拇指根部出现质地较硬、凸起、扭曲的血络，提示心脏冠状动脉硬化，当变为紫黑色时则需注意冠心病的发作。冠状动脉区上述表现越重则冠状动脉狭窄程度越重。

**3. 中指掌指关节血络**　中指为心包经循行之处，中指指节及掌指关节血络可用于判断心脑血管功能的异常。中指掌指关节有血络凸起、扭曲，提示脑动脉硬化，容易头痛、头晕，若变为紫黑色则要注意中风（图2-4-10）。

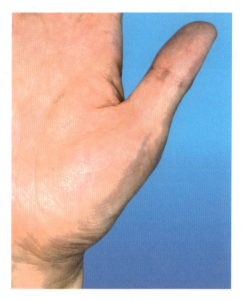

图2-4-9　拇指掌指关节血络

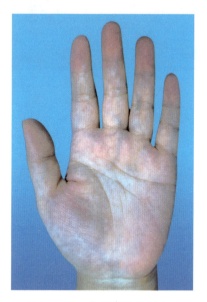

图2-4-10　中指掌指关节血络

### （三）手背血络

手背血络（图2-4-11）提示腰背部有积滞，容易导致腰肌劳损、疲劳乏力，常见腰酸背痛，甚至出现肌肉紧张、有硬结节。手背食指掌指关节侧出现血络，提示左侧肩周问题；手背小指掌指关节侧出现血络，提示右侧肩周问题。如果两者同时出现，多提示颈椎增生、脊柱生理曲度变直、肩周炎。

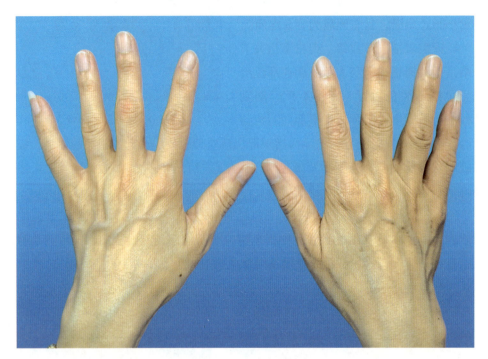

图 2-4-11　手背血络

# 观手背

手掌为脏腑器官的缩影，手背为脊柱背部的缩影，对应人体的背侧面以及四肢关节的伸侧，体现了人体背部的全息规律（图2-5-1）。

手背出现斑点、结节、疼痛反应点、血络等（图2-5-2），提示对应脊柱问题。如靠近手背上部提示肩背疾患，靠近手背下部提示腰腿疾患。

手背发亮，甚如涂油者，提示体内湿重，多出现腰膝酸软；若此亮泽延伸至整个手背，提示脾虚湿重，往往出现全身疲倦乏力。

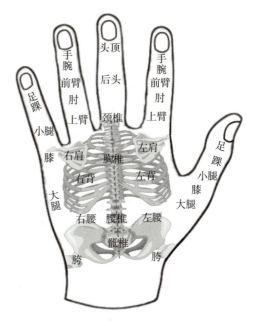

图 2-5-1　手背生物全息

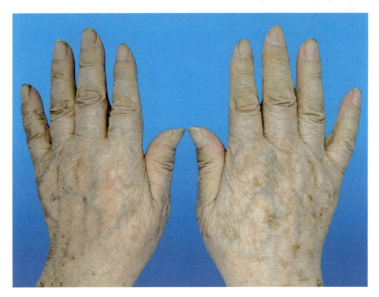

图 2-5-2　手背斑点、血络

# 观手态

## 一、观手掌形态

手掌形态是指气色在手掌上某一具体区域显露出来的视觉形象与状态。望形态是在望气色基础上的进一步观察，是对望气色的补充。

一般来说，手掌上出现的反映身体健康状况的气色，其形态有八种，即凸、凹、浮、沉、淡、浓、疏、密。

1. 凸　凸即手掌上的某一区域内，有较周围皮肤凸起的点状形态。一般表示病程长久。若凸起区域内有带尖的淡黄色斑点，中间色重呈点状，或周围边缘不清则要考虑肿瘤。若凸起区域是咖啡色或暗青色发亮的则更应引起注意，及时去医院检查，以排除恶性肿瘤的可能性。

2. 凹　凹即手掌上的某一区域内，有较周围皮肤凹陷的点状形态，一般表示脏腑萎缩，或提示相应部位曾进行过手术。

3. 浮　浮即气色斑点显现的位置在皮肤很表浅处，说明病在表，即中医学所说的表证。一般提示病证在初起阶段，病情轻，易治，预后好。

4. 沉　沉即气色斑点呈现的位置在皮肤深处，说明病在里，即中医学所说的里证。一般提示病证为慢性病，病情较重（若手掌上的气色斑点由浮变沉，说明其病证在加重，相反则说明病证渐轻）。

5. 淡　淡即气色浅淡，是身体正气虚的征象。

6. 浓　浓即气色深浓，是身体邪气盛的征象。

7. 疏　疏即气色斑点在具体区域内疏散存在，表示病证较轻或近康复。

8. 密　密即气色斑点在具体区域内密集存在，表示病证较重或由轻渐重。

## 二、观手掌干湿

《灵枢·五癃津液别》曰："天暑衣厚，则腠理开，故汗出。"人在气候炎热、活动、衣着过厚、情绪波动、紧张、进食等情况下出汗，这属于人体正常的生理现象。倘若当汗出而无汗、不当汗出而多汗，或身体局部汗出异常者，均属于病理现象。

### （一）手掌汗多

手掌汗多是由于手部汗腺功能异常亢进，导致手部潮湿的一种状态（图2-6-1）。西医学多认为手掌汗多与交感神经过度兴奋有关，手掌汗出在紧张、兴奋时尤为明显。中医学认为手掌汗多多责之于脾胃，辨证可分为虚实两类。

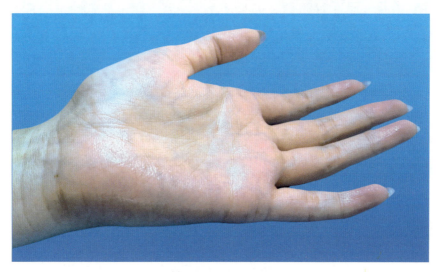

图 2-6-1　手掌汗多

若手汗兼有四肢烦热，易于烦躁，口渴喜冷饮，大便干燥，属阳明燥实证；若手心出汗，时如渗水，与情绪关系密切，精神紧张或焦虑时症状加重，属肝郁脾虚证；若手汗量不多，或定时发作，伴手足心热，或失眠多梦，属营卫不和证；若手心出汗，汗出冰冷，兼有手脚冰凉，畏寒喜暖，食欲不振，精神倦怠，属脾胃虚寒证；若手掌汗出，汗出不多，兼有手足心烦热，心悸怔忡，心烦失眠，神疲健忘，口舌生疮，属心肾阴虚证；若手心出汗，兼有手足心热，咽燥口干，食欲不振，大便干燥，小便短少，属胃阴不足证。

### （二）手掌干燥

手掌干燥的主要特征是角质形成细胞脂质含量降低以及水合作用减弱，临床表现为皮肤粗糙、脱屑、皲裂等（图2-6-2）。《素问·五脏生成篇》曰："肺之合皮也，其荣毛也。"《灵枢·经脉》亦言："太阴者，行气温于皮毛者也，故气不荣则皮毛焦，皮毛焦则津液去皮节。"因此，若肺脏津气充沛、宣降布津、开阖玄府有度，则见肌肤常润；若肺为外感邪气或脏腑内伤，损及气津，不能温煦及布散气血津液于肤表，则见肌肤干燥。目前认为手掌干燥多为肺之气阴不足、大肠津亏，且多兼见皮肤干燥，容易过敏。

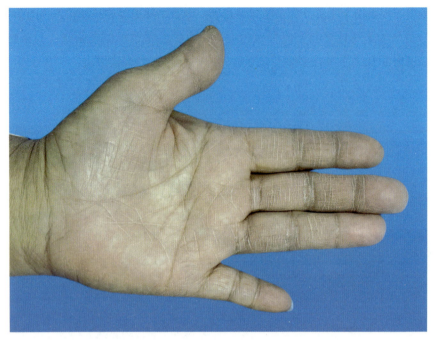

图 2-6-2　手掌干燥

## 三、观握手形态

### （一）拇指与食指张开成 90°

此类人一般身体能量较为旺盛，甚则过于亢奋，属中医学"肝火旺盛"的类型，反应能力比较快，热情大方，性情直爽，不拘小节，不易受环境束缚，独立性强，但易以自我为中心，缺乏一定的自我控制能力，甚至固执。

### （二）拇指与食指张开成 45°

此类人身体较为中正平和，适应能力强，爱好自由，独立能力强，有信心、有同情心，一般比较温和而友善。

### （三）拇指与食指张开成 30° 以下

气血虚弱则拇指张开无力，此类人体质较为虚弱，容易疲劳，思维能力强，往往易思虑过度，个性较为谨慎、保守，对事物不易产生兴趣，不喜欢与人交往或改变自身和周围环境，容易有戒备心，心胸可能较为狭窄，因此处事小心谨慎、保守，甚至自私。

拇指张开角度太过或不及均提示身体健康问题。拇指张开角度大，提示大方开朗，容易接受新生事物，但拇指张开角度太过就容易独裁，以个人为中心，易患高血压、心脑血管方面的疾病。拇指张开角度小，提示多保守，对事物不易产生兴趣，容易产生纠结或担忧的情绪，一般体质较虚弱，易患神经衰弱或发生肿瘤类疾病。

第三章

# 手诊临床实例

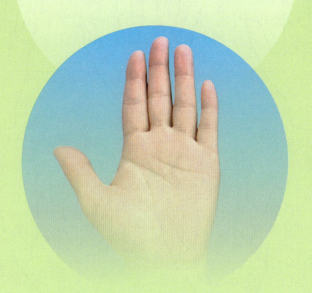

# 呼吸系统疾病

呼吸系统疾病是临床的常见病、多发病，主要累及呼吸道（包括鼻、咽、喉、气管和支气管等）和肺部，主要涉及感染性疾病、变态反应性疾病、肿瘤等。望手诊察时应局部与整体互参，察局部定病位，望整体辨病证。局部望诊主要关注手掌的中上部，主要涉及鼻区，咽喉区，气管、支气管区以及肺区。呼吸系统疾病涉及手诊区域见图 3-1-1。

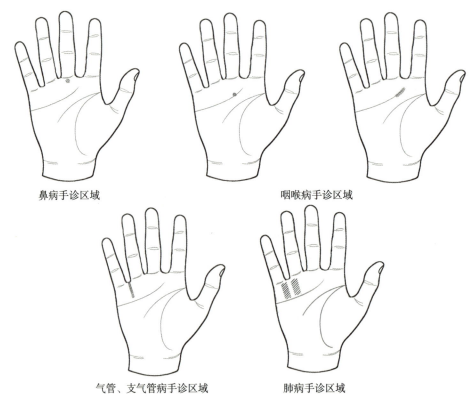

鼻病手诊区域　　　　　　　　　　　咽喉病手诊区域

气管、支气管病手诊区域　　　　　肺病手诊区域

图 3-1-1　呼吸系统疾病涉及手诊区域

## 一、鼻病

中医学认为，脏腑功能失调是鼻病发生的重要内因之一。肺为华盖，肺朝百

脉，主气之宣发和肃降，肺开窍于鼻；脾为气血生化之源，负责气血的生成与输送；肾主纳气，为全身气之根本。若这三脏出现虚弱，必将导致鼻窍失养，从而引发多种鼻病。因此，中医药治疗鼻病强调整体观念，通过调节脏腑功能、改善气血运行，达到祛邪扶正的效果。

鼻区位于第3掌指关节横纹中点下方（中指掌指横纹下），如图3-1-2所示。此部位出现异常改变主要提示鼻炎及鼻部肿瘤，异常表现以斑点为主，可高出皮肤。

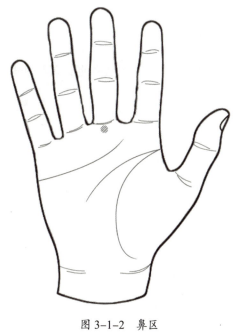

图 3-1-2　鼻区

## （一）手诊表现

**1. 鼻炎**　急性鼻炎患者在鼻区常表现为淡白色或红白相间的斑点。慢性鼻炎患者可见暗黄色或棕色斑点，或见略高出皮肤的凸起。

**2. 鼻或鼻窦肿瘤**　鼻区可见白色、红白相间、淡黄色的直径1~2mm的硬质圆形凸起，见图3-1-3。若凸起色暗且边缘相对不清晰多为恶性，若颜色较浅边缘清晰则多为良性。

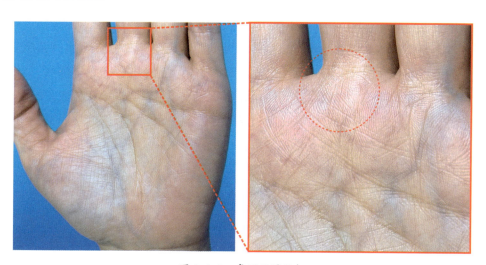

图 3-1-3　鼻区硬质凸起

## （二）辅助诊断

（1）淡白色或红白相间的斑点与暗黄色或棕色斑点（图3-1-4）叠加，提示患者处于慢性鼻炎急性发作期，若叠加散在鲜红色斑点则提示同时伴有鼻黏膜出血。

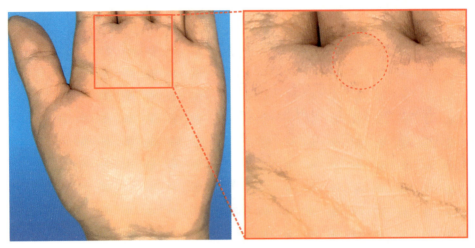

图 3-1-4　鼻区暗黄色斑点

（2）鼻区异常表现且同时出现9线则提示过敏性鼻炎。慢性过敏性鼻炎可在鼻区表现为暗青色斑点，若为白色或红白相间的斑点提示患者处于过敏性鼻炎发作期。

## （三）病案举例

### 过敏性鼻炎

鼻炎是指鼻腔黏膜发生炎症，临床症状包括鼻塞、流涕、打喷嚏、鼻痒等，可分为急性和慢性两种类型，急性鼻炎由病毒感染引起，并伴随感冒症状，而慢性鼻炎则多由长期接触过敏原或其他刺激物质导致。其中，过敏性鼻炎是最常见的一种类型，往往与花粉、尘螨、宠物皮屑等过敏原有关。西医治疗鼻炎采用抗组胺药、鼻用类固醇喷雾剂等药物来缓解症状。症状严重者可使用免疫治疗，即通过逐渐增加过敏原的剂量，帮助患者提高对过敏原的耐受性。

例　患者，女，34岁，过敏性鼻炎，手诊图见图3-1-5。

（1）鼻炎相关手诊表现

❶ 1线存在锁链纹。

❷ 左手鼻区可见淡红色斑。

❸ 双手可见细纹交错形成的9线（过敏线）。

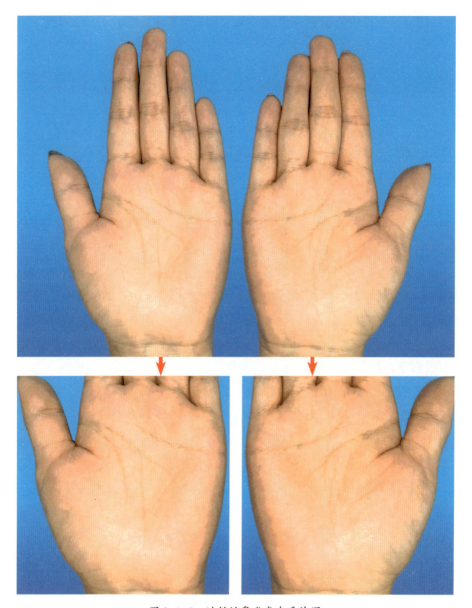

图 3-1-5　过敏性鼻炎患者手诊图

（2）其他手诊阳性表现

❶右手 2 线、3 线起始端颜色较深且纹路杂乱，提示幼年多病，脾胃功能较弱。

❷左手 2 线、3 线夹角偏大，即肝大区扩大，且肝大区存在岛纹，提示易出现肝脏疾患。

❸2 线较多干扰纹且存在较多岛纹，提示头晕。

❹5 线与 2 线交汇处的 2 线出现波折，提示脑血管病史或相关家族史。

⑤ 震位出现较深褶皱，且颜色偏红，提示脾胃功能较差。

⑥ 3 线内侧出现青色，大鱼际外侧呈红色，提示平素好冷食且胃中不适。

⑦ 存在断续的 4 线，提示脾胃功能差。

⑧ 双手 5 线在掌中部出现细长岛纹，提示存在胃下垂或肝囊肿。

⑨ 右手存在较明显潜血线，与 4 线形成直角，提示消化道出血倾向。

⑩ 双手存在细纹组成的 10 线，提示存在肝气不舒导致的情绪问题。

⑪ 指间关节处多血络，提示胃肠积滞。

## 二、咽喉病

在中医学的辨证分型中，咽喉病的证型一般分为实证与虚证两大类。实证多为痰湿阻滞、痰热内蕴等，主要由外邪侵袭或内生湿热所致，常见于急性发作的咽喉疾病；而虚证则主要为气虚、阴虚等，是由于病情迁延、正气不足所引起，常见于慢性咽喉病。对于实证，可采用清热化痰、理气通络的方剂，如半夏厚朴汤、苏子降气汤等，以迅速解除病理产物对咽喉的阻碍；对于虚证则应采取补气养阴、滋润咽喉的方剂，如人参养荣汤、麦门冬汤等，以恢复正气，增强机体的自我修复能力。

咽喉病手诊区位于中指竖直平分线与手掌 1 线的交点处，如图 3-1-6 所示。此外，1 线末段的异常同样提示咽喉部病变，如图 3-1-7。上述部位出现异常改变主要提示咽炎，临床可多见偏红斑点、"米"字纹、"十"字纹或"#"纹。

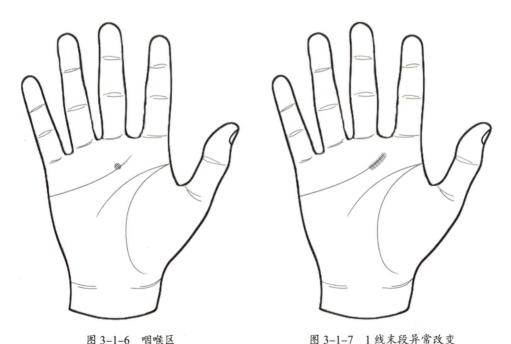

图 3-1-6　咽喉区　　　　　　　　　图 3-1-7　1 线末段异常改变

## （一）手诊表现

**1.咽喉炎** 1线走行直长并延伸至巽位，提示易患咽喉疾病。中指下，1线上方可见与1线平行干扰纹（或称咽炎线），见图3-1-8。此区域还可见"米"字纹、"十"字纹或"#"纹等病理纹，1线末段可见"#"纹。咽喉区病变可见白色斑点，急性期斑点可偏红，慢性期斑点可偏青色或颜色偏暗，如图3-1-9。

**2.喉癌** 在咽喉区可见硬结样凸起，色深，边缘不清或呈锯齿状。

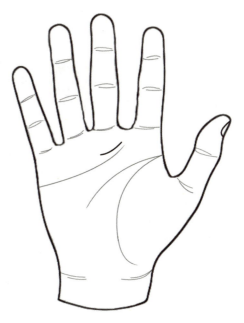

图 3-1-8　与 1 线平行干扰纹（或称咽炎线）

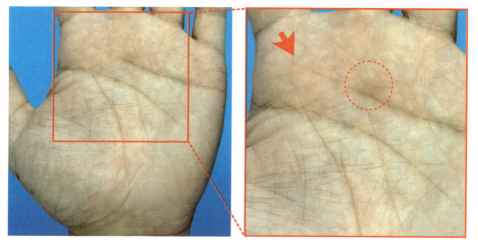

图 3-1-9　喉癌手诊图

注：咽喉区色青，1线走行平直并延伸至巽位

## （二）辅助诊断

若咽喉区呈暗红色且1线呈锁链状，或1线末段止于食指与中指间指蹼缘，提示咽部不适日久或易患咽喉部疾病，见图3-1-10。

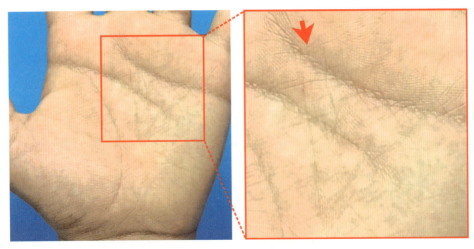

图 3-1-10　1 线锁链纹

### （三）病案举例

#### 1.慢性咽炎

咽喉炎是指咽部和喉部的炎症，主要由病毒、细菌感染或其他刺激物引起，如过敏原、烟雾、污染、干燥空气，以及过度用嗓等因素均可导致咽喉炎的发生。其临床表现为喉咙疼痛、吞咽困难、咳嗽、声音嘶哑等，严重时还可引起发热和全身不适。西医治疗咽炎根据病因使用抗生素或抗病毒药物，减轻炎症和疼痛。

例 1　患者，男，10 岁，慢性咽炎，手诊图见图 3-1-11。

（1）咽炎相关手诊表现

❶1 线出现锁链纹。

❷1 线后部出现下羽状纹，且末段存在分叉。

❸中指下、1 线上方，出现与 1 线走行平行的干扰纹。

（2）其他手诊阳性表现

❶2 线、3 线起始端纹路较乱，且 2 线呈锁链状，提示脾胃功能差。

❷2 线上及 1 线、2 线间存在"十"字纹，提示易出现心律不齐。

❸2 线上存在较多干扰纹，提示头晕。

❹2 线末段存在"十"字纹，提示未来易患心脑血管疾病。

❺右手 3 线末段存在岛纹，提示未来易患前列腺疾病。

例 2　患者，男，35 岁，慢性咽炎急性发作期，手诊图见图 3-1-12。

（1）慢性咽炎急性发作期相关手诊表现

❶1 线色深延伸至巽位。

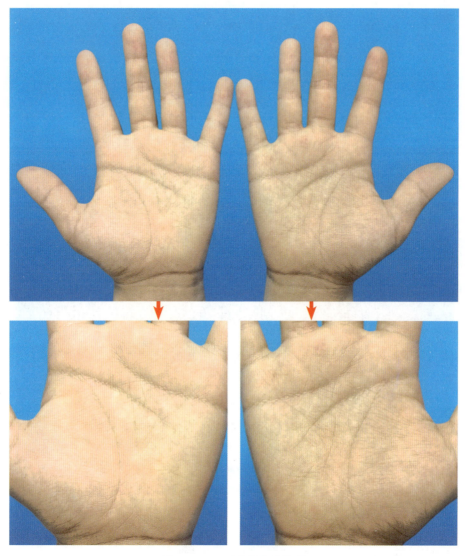

图 3-1-11 咽炎患者手诊图

❷双手咽喉区色青，血络向艮位延伸。

❸左手 1 线起始端呈锁链状，提示呼吸系统功能较弱。

（2）其他手诊阳性表现

❶整体掌色及掌纹颜色偏暗，且颜色不均匀，提示体质多气滞、血瘀。

❷3 线中断，提示近期可能存在重大疾病或发生意外创伤。

❸艮位纹路较杂乱，形成格子纹，提示胃肠功能障碍。

❹可见较浅 12 线，提示肝脏功能异常。

❺3 线内侧存在血络，提示胃寒。

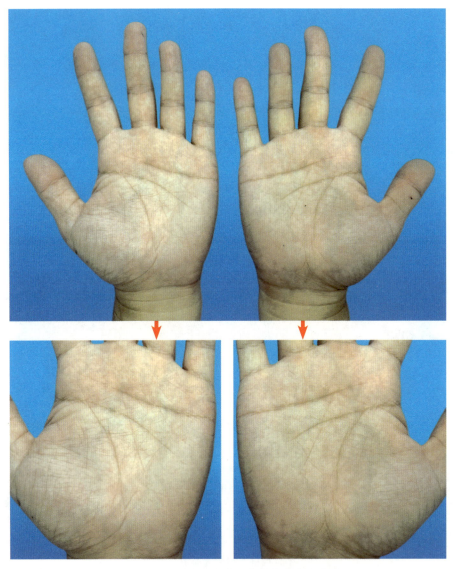

图 3-1-12　慢性咽炎急性发作期患者手诊图

**⑥**大鱼际较多血络，提示存在腰腿痛情况。

**⑦**中指向尺侧偏斜，提示可能存在脊柱侧弯。

### 2. 喉癌

喉癌是发生在喉部的恶性肿瘤，最常见的类型是鳞状细胞癌。吸烟、饮酒、长期接触有害化学物质（如石棉、苯）等，可增加患病风险。该病常见症状包括声音嘶哑、喉咙痛、吞咽困难、咳嗽带血等，早期症状不明显，然而随着病情进展，可直接影响呼吸功能。手术是治疗早期喉癌的首选方法，通过切除肿瘤组织来达到治愈目的。放疗和化疗则用于晚期阶段或术后辅助治疗，用于减少复发风险。

例　患者，男，70岁，喉癌病史，手诊图见图3-1-13。

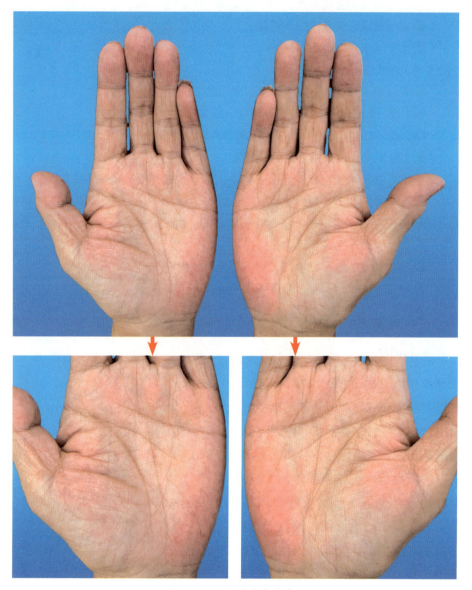

图3-1-13　喉癌患者手诊图

（1）喉癌相关手诊表现

❶掌纹整体呈咖啡色，提示肿瘤高危体质。

❷双手乾位掌色不均匀，出现红色斑点，提示肠道积滞，易患肿瘤类疾病。

❸1线出现锁链纹。

④1线在中指下出现多条干扰纹。

⑤中指下与1线间存在较深竖线。

⑥左手咽喉区出现岛纹。

⑦右手咽喉区出现"□"形纹。

⑧左手4线穿越三条主线。

（2）其他手诊阳性表现

①震位较多褶皱，且艮位偏红，提示脾胃功能较差。

②1线、2线之间存在"十"字纹，提示心律不齐。

③2线、3线起始端纹路杂乱，提示年幼时脾胃功能较差。

④3线末段弯曲较大，提示易腰痛。

⑤右手3线末段中断，有细纹桥接，提示或有重大疾病，但可不危及生命。

⑥可见寸断4线，提示脾胃相关疾病。

⑦酸区超过中指中线，提示易患高血压、脑出血、糖尿病、心脏病、肾脏病等疾患。

⑧膀胱区可见"十"字纹，提示膀胱功能性疾病。

⑨指节出现纵纹，提示平素气虚乏力。

## 三、气管疾病

中医学认为气管疾病的核心病机主要为"虚、痰、瘀"，同时强调内因、外因的相互作用。外因方面，风寒、湿热等外邪侵袭可致肺气失和，导致气机不畅，进而引发咳嗽、喘息等症状；内因方面，气血不足和脏腑虚损则导致肺功能下降。此外，气滞血瘀也可导致肺脏的气机失调，痰浊内停，进一步加重呼吸困难。因此，气管疾病的治疗需要综合考虑外因的侵袭和内因的虚损，并采取相应的中医治疗措施，以达到调和气机、改善肺功能的目的。

气管、支气管的手诊区位于无名指和小指中间、1线上方，呈条状区域，如图3-1-14所示。此部位出现异常改变主要提示气管、支气管炎或哮喘等疾病，

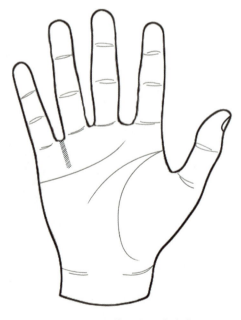

图3-1-14　气管、支气管手诊区

异常表现为斑点、"#"纹及"△"形纹等病理纹。

## （一）手诊表现

**1. 支气管炎**　在气管、支气管区可见白色或红白相间斑点以及"十"字纹、"#"纹、"囗"形纹及"△"形纹等病理纹，在1线中后段可见6线，病程较长者可见该部位皮肤纹理增粗、增厚、变黄，或有暗棕色凸起。如图3-1-15所示。

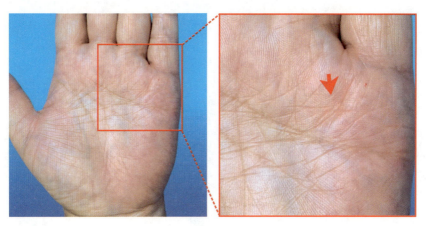

图3-1-15　支气管炎手诊图
注：气管、支气管区颜色偏暗，存在"十"字纹

**2. 支气管哮喘**　气管、支气管区呈暗青色。1线、2线纹路变浅且间距较窄，1线末段纹路杂乱且色深。

**3. 支气管扩张**　气管、支气管区可见暗红色斑点，可见凸起。1线、2线纹路变浅且间距较窄，1线末段纹路杂乱且色深。

## （二）辅助诊断

若肺区和气管、支气管区及肾区存在暗斑，提示病程较长。

## （三）病案举例

### 1. 慢性支气管炎

支气管炎是指支气管（连接气管与肺部的管道）发炎的状态，根据病程不同，支气管炎可分为急性和慢性两种类型。急性支气管炎在上呼吸道感染后发生，由病毒、细菌感染引起，症状可在几天到几周内缓解；慢性支气管炎则是长期的、持续性的炎症，与吸烟、空气污染等长期刺激物暴露有关。过度刺激会导致黏膜肿胀、分泌物增多，从而引起咳嗽、呼吸困难、胸痛等症状，可因久治不愈经历长期咳嗽与咯痰，且症状在早晨更为明显。对于急性支气管炎，治疗的重点在于缓解症状；对于慢性支气管炎，需要针对病因进行治疗，戒烟是最重要的预防措施，此外适当应用支气管扩张剂、抗炎药物可帮助改善呼吸功能。

例 患者，女，68岁，慢性支气管炎，手诊图见图3-1-16。

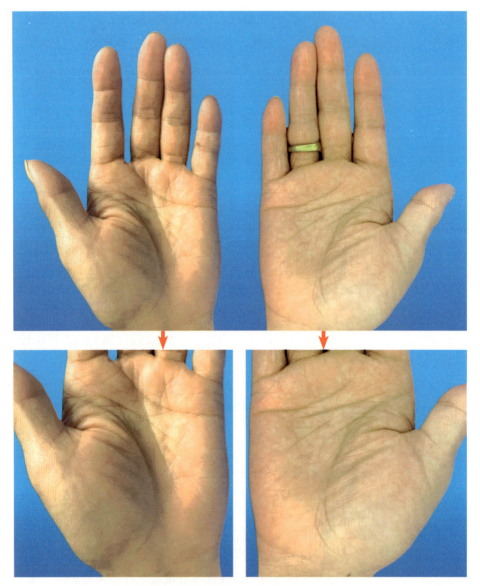

图3-1-16 慢性支气管炎患者手诊图

（1）慢性支气管炎相关手诊表现

❶右手气管、支气管区可见淡红色斑点。

❷双手气管、支气管区可见"△"形纹、"十"字纹。

❸1线存在较多下羽状纹且1线、2线间距窄，提示呼吸系统功能较差。

❹1线末段存在较多干扰纹。

（2）其他手诊阳性表现

❶1线延长插入食指、中指之间，提示易患咽喉疾病。

❷2线平直，左手2线于中指下出现分叉，提示易患心脑血管疾病。

❸2线、3线起始段纹理杂乱，提示自幼脾胃功能较差。

❹右手3线末段存在岛纹，提示肠道或妇科疾病。

❺双手存在浅短4线，提示慢性疾病。

❻左手5线向上汇入食指、中指间，提示脾胃功能较弱。

❼7线为双线，提示颈椎疾病。

❽11线向下弯曲，提示肾气不足。

❾11线延长出现12线，且向下走行与1线相交，提示痛风或关节炎。

❿牙区存在白色斑点，提示可能存在龋齿。

⓫咽喉区纹理杂乱，提示咽喉部疾病。

⓬双手2线抬高，肝大区扩大存在岛纹，提示肝囊肿等肝脏慢性疾病。

⓭胃2区存在"△"形纹及白色斑点，提示存在胃部疾病。

⓮胃1区存在较多褶皱，提示胃气不足。

⓯胃1区存在胃炎线，提示慢性胃部疾病。

⓰肺区存在"△"形纹，且有红色斑点及暗色斑点，提示慢性肺部疾病急性发作。

⓱指节多纵纹，提示平素气虚。

**2. 哮喘、过敏性鼻炎**

支气管哮喘是一种慢性呼吸道疾病，主要表现为气道的慢性炎症和反应性增高。患者在接触过敏原、冷空气、运动、感染等诱因时，会出现咳嗽、喘息、胸闷和呼吸困难等症状。治疗支气管哮喘的目标是控制症状，减少急性发作的频率，改善生活质量。西医治疗主要包括药物治疗和生活方式的调整，其中吸入性糖皮质激素是治疗哮喘的基础药物，能有效减轻气道炎症；$\beta_2$受体激动剂可快速舒张气道，缓解喘息症状；抗组胺药适用于过敏性哮喘患者。

*例* 患者，女，45岁，哮喘病史，过敏性鼻炎病史，手诊图见图3-1-17。

（1）哮喘相关手诊表现

❶双1线整体纹路杂乱，起始段存在锁链纹，中末段存在下羽状纹。

❷双手1线、2线间距较窄。

❸左手气管、支气管区出现双"十"字纹。

❹双手气管、支气管区色青，右手为重。

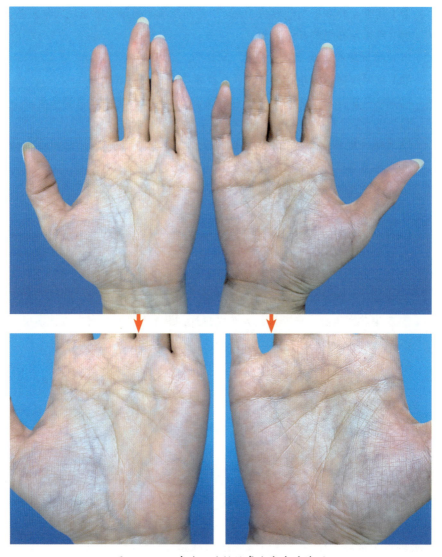

图 3-1-17 哮喘、过敏性鼻炎患者手诊图

⑤双手桡侧肺区存在干扰纹，且存在血络。

⑥双手肾区色青，提示病程较长。

（2）其他手诊阳性表现

❶双手掌纹路呈清晰指样纹，提示慢性疾病。

❷指形瘦长、小指短、指关节间多纵纹，提示平素多气虚。

❸1 线末段向食指、中指间延伸，提示易患咽部不适。

❹存在与 1 线平行的干扰纹，提示咽部不适。

❺1 线、2 线间存在"十"字纹，提示易患心律不齐。

⑥左手2线中指下部位向上弯曲，右手2线、3线起点色青，提示易出现肝气不舒，且近期情绪不佳。

⑦2线较波折，提示易患头晕，且易患心脑血管疾病。

⑧双手2线无名指下存在"△"形纹，提示易患头痛。

⑨3线多岛纹、干扰纹，提示平素免疫功能低下，易患疾病。

⑩3线末段多分叉，提示存在腰痛。

⑪3线末段纹路杂乱，提示患者老年多病。

⑫3线内侧存在副线，提示易患肠道功能失调。

⑬存在由细线组成的4线，提示易患神经系统疾病。

⑭震位存在胃炎线，且与4线夹角呈直角，提示易患消化道出血。

⑮震位存在格子纹，提示胃功能障碍。

⑯手掌多血络，提示体内多寒凉或多瘀滞。

⑰拇指指根存在血络，提示易患心血管疾病。

⑱大鱼际存在垂直于赤白肉际的血络，提示易患肠道积滞。

⑲3线内侧存在血络，提示多有胃寒凉，或肝气不舒。

⑳腕部存在血络，提示多有妇科疾患。

### 3. 支气管扩张

支气管扩张是一种慢性肺部疾病，指的是支气管异常扩张，从而导致气道结构和功能损害。这种情况通常是由于长期的炎症、感染或者其他因素，导致支气管壁的损伤和回缩，最终使得支气管无法正常排出痰液，形成一些囊状或扩张的区域，具体症状为持续的咳嗽、咯痰、反复呼吸道感染和呼吸困难等。西医主要采取药物治疗、物理治疗和手术治疗等手段。药物方面，用抗生素控制感染，用支气管扩张剂改善支气管痉挛症状，而黏液溶解剂则有助于清除痰液。此外，定期的康复治疗，如呼吸治疗和排痰训练，也能显著改善患者的症状。

例 患者，男，70岁，支气管扩张，手诊图见图3-1-18。

（1）支气管扩张相关手诊表现

❶左手气管、支气管区存在红色及白色斑点，右手存在棕色凸起。

❷1线、2线间距较窄，1线末段纹路杂乱且色深。

（2）其他手诊阳性表现

❶整体掌纹色暗，提示易患肿瘤类疾病。

❷2线弯折角度过大，提示易患心脑血管疾病。

❸2线、3线起点纹路杂乱，提示自幼脾胃功能较差。

❹左手3线末段存在岛纹，提示前列腺疾病或肠道疾病。

❺双手存在4线且与胃炎线形成直角，提示易患消化道出血。

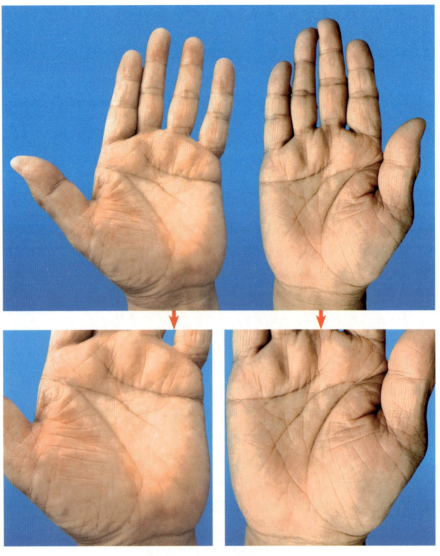

图 3-1-18　支气管扩张患者手诊图

⑥ 11 线浅短，提示肾气不足。

⑦ 1 线、2 线间存在"十"字纹，提示心律不齐。

⑧ 咽喉区色暗，存在"△"形纹，提示咽喉疾病。

⑨ 胃 1 区存在"□"形纹及胃炎线，提示慢性胃炎。

⑩ 胃 2 区存在"十"字纹，提示胃部疾病。

⑪ 4 指指间下存在隆起（血脂丘），提示高脂血症。

⑫ 肝大区扩大、饱满且存在"十"字纹，提示脂肪肝。

⑬ 指节多纵纹，提示平素多气虚。

## 四、肺病

中医学认为，正气是维持人体健康的内在力量，而邪气则是致病的外因。当正气虚损时，身体抵抗力下降，容易受到外邪的侵袭。邪气的侵入往往导致肺气的损伤，进而引发肺部疾病。痰湿、瘀血、毒邪的形成也是肺病的重要病机，痰湿是由于脾失健运，湿邪内生所致，久之可化为痰，阻碍气机，妨碍肺的功能；而瘀血则是气血运行不畅所致，常伴随痰湿形成，形成"痰瘀互结"的复杂病理状态，这种状态不仅影响肺的正常生理功能，还会导致更为严重的并发症。此外，邪气也是肺病的重要致病因素，常见于外感热邪、寒邪等，邪气入侵后可导致肺部发生炎症反应，进一步加重肺功能的损害。治疗肺病时，需要综合考虑正气的恢复及邪气的祛除，尤其是在应对因正气虚损而引起的肺病时，应以补益正气、化痰祛湿、活血化瘀为主要治疗原则。

肺病的手诊区为手诊气管区的两侧区域，位于1线之上，左右不超过两边手指的竖直平分线，小指下方对应右肺，无名指下方对应左肺，如图3-1-19所示。此部位出现异常改变主要提示肺炎、肺结核及肺癌，异常表现可出现异常斑点及"□"形纹等病理纹。

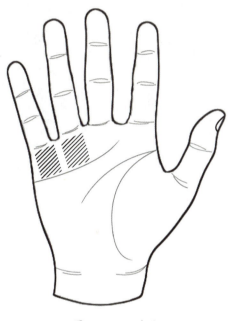

图 3-1-19　肺区

### （一）手诊表现

**1.肺炎**　在肺区可出现散在白色、红白相间或棕色斑点，区域性明显且与受累肺叶对应（左肺、右肺），颜色加深提示病情迁延或加重。肺区可见"十"字纹、"米"字纹、"△"形纹等病理纹。3线起始段可出现岛纹或锁链纹，若体虚易感可出现3线变浅或中断。

**2.肺结核**　早期可在肺区出现边界清晰的白色圆形或椭圆形斑点；活动期斑点为淡红色或灰白色；结核形成钙化点后可见比皮肤色深的凸起。同时可见1线纹理紊乱或呈锁链状，整体变浅；结核钙化点形成后可在1线上发现"□"形纹；

指甲出现横行沟常提示结核病史，见图 3-1-20。

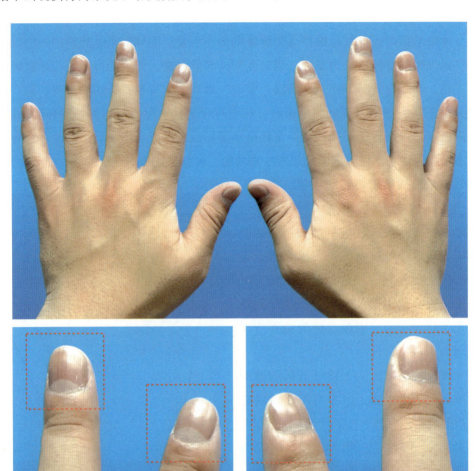

图 3-1-20　指甲横沟

**3.肺癌**　在无名指、小指下可出现深色如黄棕色、咖啡色、暗青色或紫黑色边缘不清的凸起。可在肺区出现较清晰的圆形岛纹，往往与肿瘤高危表现同时出现。

**（二）辅助诊断**

（1）若肺区、支气管区及肾区出现暗斑，提示病程较长。

（2）肺区若出现鲜红色的散在小斑点，提示患者咯血；若为暗红色斑点，提示既往咯血史。

（3）肺区若出现深色凸起，心区呈暗青色且大鱼际处有血络凸起，提示肺病迁延且已影响心脏。

（4）若鼻中部膨大，常提示肺癌或存在肺癌家族史，见图 3-1-21。

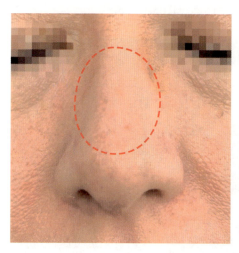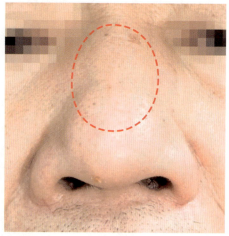

图 3-1-21　鼻中部膨大

（5）肺癌患者舌诊常存在圆形轮廓纹（异常纹理相连），见图 3-1-22。

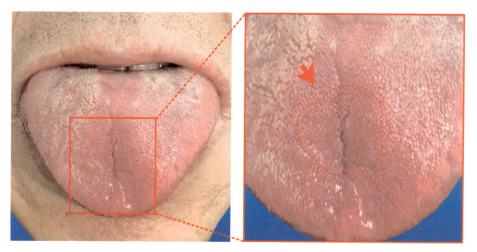

图 3-1-22　舌尖部中心区域轮廓纹

## （三）病案举例

### 1. 细菌性肺炎

肺炎是指肺部的炎症，感染的病原体可能是细菌、病毒、真菌等，当这些病原体进入肺部后，会引起肺泡发生炎症反应，导致呼吸困难、咳嗽、发热等症状。对于本病的治疗，西医学常采用抗生素、抗病毒药物等。对于细菌性肺炎，治疗时根据药敏试验结果选择合适的抗生素；对于病毒性肺炎，抗病毒药物则是主要的治疗手段。

例　患者，女，58岁，细菌性肺炎，手诊图见图 3-1-23。

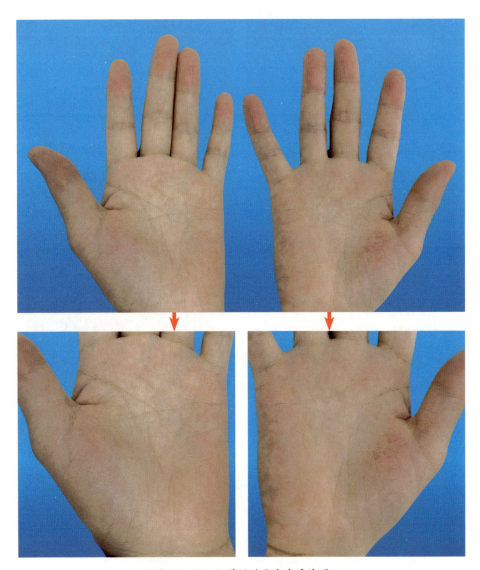

图 3-1-23　细菌性肺炎患者手诊图

（1）肺炎相关手诊表现

❶ 双手尺侧肺区存在"米"字纹及"△"形纹。

❷双手肺区可见散在红色斑点及少许淡棕色斑点。

❸双手 3 线起始段纹路杂乱，提示呼吸系统功能较差，自幼脾胃功能差。

❹1 线纹路浅乱，部分呈锁链纹及双线，提示呼吸系统功能较差且平素多思虑，脾、肺气不足。

（2）其他手诊阳性表现

❶双手 3 条主线纹路浅，3 线存在假中断，大小鱼际及指腹不充盈，提示平素气血不足。

❷1 线、2 线间可见"十"字纹，提示平素心律不齐。

❸1 线末段存在平行于 1 线走行的干扰纹，延伸至食指与中指指蹼缘咽喉区。

❹咽喉区色暗，提示咽炎。

❺左手 2 线平直、延长，提示性情固执，多思虑，易有神经衰弱。

❻2 线多岛纹、"十"字纹，提示平素头痛，易发生心脑血管疾病。

❼2 线上存在"△"形纹，提示隐匿性冠心病。

❽3 线存在假中断，位置偏中下，结合患者年龄，提示近期或有重大疾病。

❾双手存在 4 线，提示慢性消化系统疾病或呼吸系统疾病。

❿双手存在 9 线且中部存在岛纹，提示易患甲状腺功能亢进症或肿瘤类疾病。

⓫双手可见 10 线，提示平素情绪不佳。

⓬左手 11 线向下延伸，提示肾气不足。

⓭右手 11 线末段存在岛纹，提示易患尿路感染。

⓮胆 1 区及胆 2 区存在异常深色斑点，提示胆囊疾病。

⓯双手 2 线、3 线起始段色暗，提示情绪不佳。

⓰肝大区存在"十"字纹，提示肝脏疾病。

⓱双手胃 1 区多褶皱，且存在格子纹及"口"形纹，提示脾胃功能差。

## 2. 肺癌

肺癌的病理分型为小细胞肺癌和非小细胞肺癌，后者最为常见。吸烟是肺癌最主要的诱因，另外长期接触二手烟、空气污染以及某些职业环境暴露也会增加患病风险。肺癌的发展过程较为隐匿，早期症状不明显，随着病情的发展，患者会出现持续咳嗽、咯痰、胸痛、呼吸困难、体重减轻等症状。西医治疗主要包括手术、放疗、化疗以及靶向治疗等。手术可以通过切除肿瘤来治疗早期肺癌，而化疗和放疗则常用于中晚期患者，旨在控制肿瘤的生长。

例 1　患者，男，38 岁，肺癌病史，手诊图见图 3-1-24。

（1）肺癌相关手诊表现

❶整体掌纹呈咖啡色，提示易患肿瘤类疾病。

❷手掌血络较多，提示体质偏瘀滞。

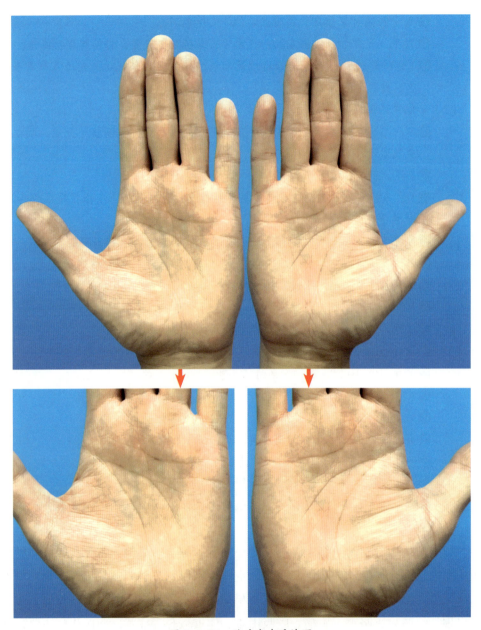

图 3-1-24 肺癌患者手诊图

❸ 手掌方庭区偏暗，存在褐色斑点，提示体质偏瘀滞。

❹ 双手肺区存在红白相间斑点。

❺ 左手尺侧肺区存在"□"形纹。

❻ 右手桡侧肺区存在"米"字纹。

❼ 左手无名指下 1 线存在岛纹。

❽右手气管、支气管区下存在岛纹。

❾左手存在9线，且存在岛纹，提示肿瘤类疾病。

（2）其他手诊阳性表现

❶1线波折且有岛纹，提示情绪波动大。

❷1线末段分叉，提示脾胃功能弱。

❸2线在手掌中部分交叉且有较明显弯折，提示或有心脑血管疾病。

❹3线末段分叉，提示存在腰痛。

❺左手3线末段存在岛纹，提示前列腺或肠道相关疾病。

❻左手存在较直4线，提示呼吸系统慢性疾病。

❼震位存在胃炎线，与4线形成直角，提示易患消化道出血。

❽5线延伸至中指下方，提示心肺功能减退。

❾右手11线末段存在岛纹，提示易患前列腺或大肠疾病。

❿咽喉区存在"△"形纹，且有亮白色小斑点，提示咽喉部不适。

⓫方庭区多血络且延伸至震位，提示脾胃功能较差，多瘀滞、多寒凉。

⓬指节间多血络，大鱼际处存在垂直于赤白肉际的血络，乾位多斑点，提示肠道多积滞。

⓭拇指根部存在血络，提示易患心血管疾病。

**例2** 患者，女，46岁，肺癌（右肺上叶）病史，手诊图见图3-1-25。

（1）肺癌相关手诊表现

❶手掌多斑点，且掌纹颜色较深，呈咖啡色，提示体质为气滞血瘀。

❷双手1线存在锁链纹，1线较长延伸至食指与中指指蹼缘间，且末段分叉。

❸左手尺侧肺区存在"□"形纹，双手尺侧肺区均存在深色轮廓斑点。

❹双手桡侧肺区颜色较深，7线上存在较多干扰纹且伴有岛纹，提示同时存在其他慢性肺病。

❺3线起始端颜色较深，且存在多条较深干扰纹切割。

❻存在4线且4线中部可见岛纹。

（2）其他手诊阳性表现

❶1线咽喉区存在岛纹，提示咽喉部不适。

❷1线末段分叉，提示胃肠功能减退。

❸2线起点较高，肝大区扩大，右手为"川字掌"，提示肝脏功能异常，易怒。

❹3线起始段纹路杂乱，且有干扰纹切割，提示自幼脾胃功能较差。

❺3线末段及5线起始端存在岛纹，提示卵巢及子宫相关疾病。

❻5线末段分叉，提示呼吸系统功能减退。

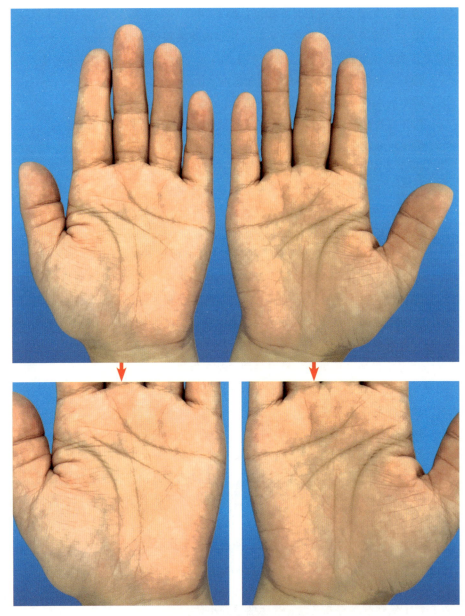

图 3-1-25　肺癌患者手诊图

⑦存在较深 8 线，提示糖尿病倾向。

⑧震位多褶皱，提示脾胃功能较差。

⑨掌根部存在血络，提示有妇科瘀滞类疾病倾向。

### 3.肺结核

肺结核是由结核分枝杆菌引起的一种细菌感染，主要影响肺部，但也可以侵袭身体的其他部位。结核分枝杆菌通过空气传播，感染者在咳嗽、打喷嚏或说话时会将细菌释放到空气中，其他人吸入后可能会被感染。一旦感染结核分枝杆菌并不一定会立刻引发疾病，很多人可能终生携带致病菌而不发病，这被称为潜伏性结核感染。然而，在免疫系统功能下降、营养不良或其他疾病影响下，潜伏的结核分枝杆菌可能会活跃起来，导致肺结核的发生。临床多表现为持续咳嗽、体重减轻、夜间盗汗等。本病的标准治疗方案是使用抗结核药物，通常需要联合使用多种药物以防止耐药性发生。药物包括异烟肼（INH）、利福平（RIF）、吡嗪酰胺（PZA）和乙胺丁醇（EMB）。治疗周期一般为 6 至 12 个月，患者需要严格遵循医嘱，定期复诊。

例　患者，男，23 岁，肺结核病史，手诊图见图 3-1-26。

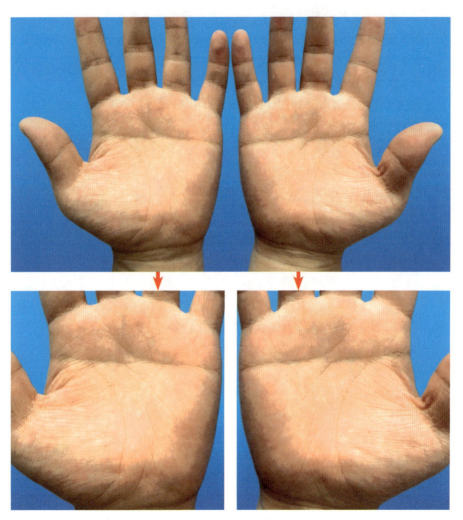

图 3-1-26　肺结核患者手诊图

（1）肺结核相关手诊表现

❶ 1线存在锁链纹及下羽状纹。

❷ 1线、2线间方庭区窄。

❸ 掌色红、白、青色相间，提示存在气血瘀滞。

❹ 双手肺区存在较多浅色圆形斑点。

❺ 双手桡侧肺区存在"□"形纹。

（2）其他手诊阳性表现

❶ 1线向食指、中指间指蹼缘延伸，提示易患咽喉疾病。

❷ 中指下方1线处（咽喉区）存在"△"形纹，提示咽喉疾病。

❸ 2线、3线起始部位存在菱形纹，提示先天不足。

❹ 2线、3线起始部纹路杂乱，提示自幼脾胃功能较差。

❺ 2线中部弯折角度较大，提示易患脑血管疾病，或有相关家族史。

❻ 2线向乾位延伸，提示多思虑。

❼ 3线末段较多羽状纹，提示可能存在腰痛。

❽ 双手均存在4线切割主线，提示身体素质较差，存在慢性疾病。

❾ 11线弯曲向下延伸，提示肾气不足。

❿ 1线、2线间形成桥通贯，提示此人性格胆大心细，做事能力较强，但易患心血管或神经系统疾病。

⓫ 1线、2线间形成"十"字纹，提示心律不齐。

⓬ 肾区可见"#"纹，提示肾结石或其他泌尿系统疾病。

⓭ 食指下出现"#"纹，提示胆囊疾病倾向。

⓮ 拇指掌指关节角度偏大，提示或有腰椎曲度问题。

⓯ 无名指、小指向桡侧弯曲，提示肺气虚、肾阳虚。

### 4. 慢性阻塞性肺病

例　患者，男，67岁，慢性阻塞性肺病，手诊图见图3-1-27。

（1）慢性阻塞性肺病相关手诊表现

❶ 整体掌色偏青且较多红、白斑点，提示体质多气滞血瘀且偏寒凉。

❷ 双手1线较浅，且末段分叉。

❸ 双手肺区色青。

❹ 双手桡侧肺区存在棕黄色斑，右手桡侧肺区存在白色斑点，提示慢性疾病急性发作。

❺ 左手桡侧肺区可见"△"形纹。

（2）其他手诊阳性表现

❶ 咽喉区色青，提示存在咽喉相关疾病。

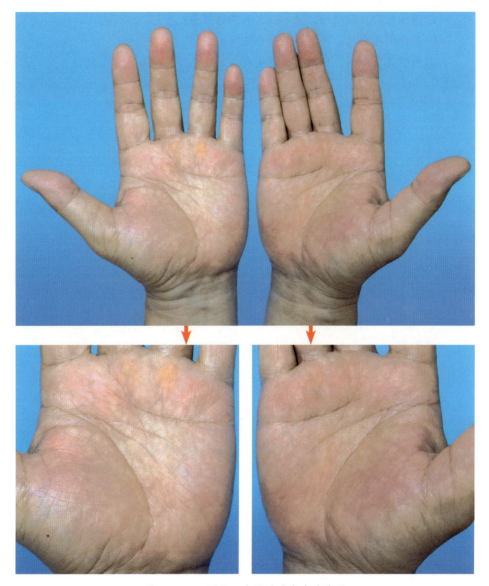

图3-1-27　慢性阻塞性肺病患者手诊图

❷ 2线起点较高，且起点偏暗，提示易怒、近期情绪不佳。

❸ 左手2线中部分叉，提示易患心脑血管疾病。

❹ 3线末段存在岛纹，提示前列腺或肠道相关疾病。

❺ 3线末段弯曲角度偏大，提示易腰痛。

❻ 酸区偏大，超过中指中线，提示易患高血压。

❼ 掌纹呈"指样纹"，提示平素体质较差。

❽ 大鱼际下部存在垂直于赤白肉际的血络，提示大肠积滞。

⑨拇指根部存在血络，提示心血管疾病倾向。

⑩腕横纹处血络，提示前列腺相关疾病。

⑪腕横纹下血络，提示心血管疾病。

# 口腔及消化系统疾病

随着现代生活方式与饮食习惯的改变，口腔及消化系统疾病的发病风险正在逐渐升高，呈现患病率高、复发率高的特点。然而因其临床常见性，口腔及消化系统疾病的风险常常被低估。本节重点介绍炎性、功能异常及肿瘤等消化道相关疾病的手诊特点。口腔及消化系统疾病涉及的手诊区域见图3-2-1。

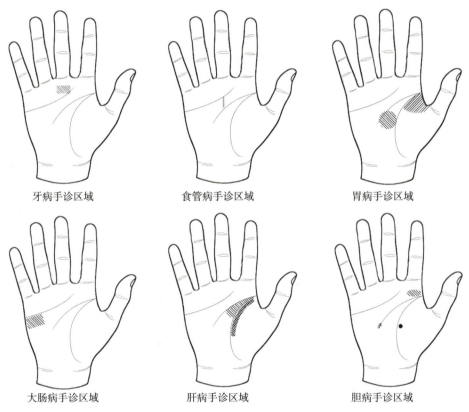

牙病手诊区域　　　　　　食管病手诊区域　　　　　　胃病手诊区域

大肠病手诊区域　　　　　　肝病手诊区域　　　　　　胆病手诊区域

图 3-2-1　口腔及消化系统疾病涉及的手诊区域

## 一、牙及牙周病

根据中医学理论，牙齿健康与肾、脾、胃等脏腑功能息息相关。肾主骨生髓，牙齿为骨之余，肾气不足可导致牙齿松动、脱落；脾胃功能失调则影响气血生成，进一步影响牙齿的营养供给。同时，饮食不节和生活习惯不良也是牙周病的重要诱因，中医学强调"饮食有节"，认为不合理的饮食结构，尤其是过多摄入辛辣、油腻及糖分高的食物，将会导致体内湿热积聚，形成痰湿，最终影响口腔健康。在治疗原则上，中医学强调辨证施治，因病施方，注重整体调理，常配合使用中药、针灸等方法，通过调和气血、滋养脏腑，达到治疗效果。

牙区的手诊部位位于中指下方，鼻区与咽区之间，呈长方形，如图 3-2-2 所示。此部位出现异常改变提示牙病及牙周感染性疾病，异常表现以颜色变化为主。

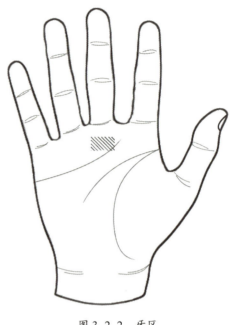

图 3-2-2　牙区

## （一）手诊表现

**1. 龋齿**　早期龋齿在牙区可见一个或数个形状不规则的白色斑点；龋齿病史者可表现为牙区色暗，见图 3-2-3。

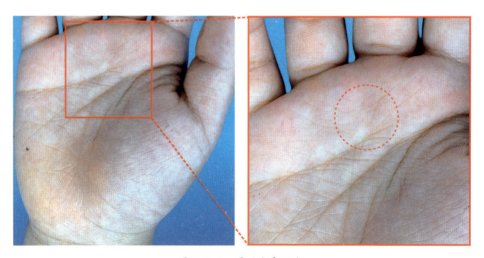

图 3-2-3　牙区白色斑点

**2. 牙髓炎**　牙区可见一个或数个淡红色的斑点。

**3. 牙周病**　同牙髓炎手诊表现相似，但斑点轮廓较大。

## （二）病案举例

### 牙周炎

牙周炎是一种影响牙齿周围组织健康的炎症性疾病，主要由牙菌斑积聚引发。如果不加以重视，牙周炎可能会导致牙龈萎缩、牙槽骨流失，甚至最终导致牙齿脱落。在早期阶段，患者不会有明显的症状，然而随着病情的发展，牙龈会出现红肿、出血，以及口腔异味等不适症状，更严重的情况下，会见牙齿松动，甚至脱落。值得注意的是，牙周炎不仅仅局限于口腔，它还与心血管疾病、糖尿病等慢性疾病存在关联。治疗牙周炎的策略主要有两个方面，即非手术治疗和手术治疗。非手术治疗通常包括专业的牙齿清洁，去除牙结石和牙菌斑，帮助患者改善口腔卫生；对于严重的牙周炎则需要进行手术治疗，如牙周手术和骨移植等，这些治疗旨在修复受损的牙周组织，恢复牙齿的稳定性。

**例** 患者，女，64岁，牙周炎，手诊图见图3-2-4。

（1）牙周炎相关手诊表现

❶ 左手牙区可见淡红色斑点。

❷ 右手牙区可见淡黄色斑。

（2）其他阳性手诊表现

❶ 1线起始段存在锁链纹，且整体存在下羽状纹，提示呼吸系统功能较差。

❷ 2线平直，提示易怒。

❸ 1线、2线平行，掌纹颜色较深且全掌多血络，提示气滞血瘀状态，易患肿瘤类疾病。

❹ 1线、2线间存在"十"字纹，提示心律不齐。

❺ 3线末段分叉，分叉向桡侧延伸，提示腰痛。

❻ 双手存在寸断4线，且中部存在岛纹，提示易患消化系统肿瘤。

❼ 11线短浅且有6线穿过，结合坎位白色斑点及腕部血络，提示存在妇科炎症。

❽ 右手中指指节存在血络，提示头痛。

❾ 鼻区存在血络及褐色斑点，提示慢性鼻炎。

❿ 胃1区存在较深褶皱及"□"形纹，胃2区色青且同时存在"十"字纹，提示脾胃气虚，结合双手存在胃炎线，提示慢性胃炎。

⓫ 右手胃2区存在"米"字纹，提示慢性胃病日久，瘀滞较重。

⓬ 4线与胃炎线形成直角夹角，提示易患消化道出血。

⓭ 左手肝大区色青，存在"十"字纹，提示肝郁气滞。

⓮ 右手胆1区存在白色斑点，提示近期胆囊功能异常。

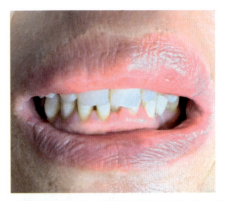

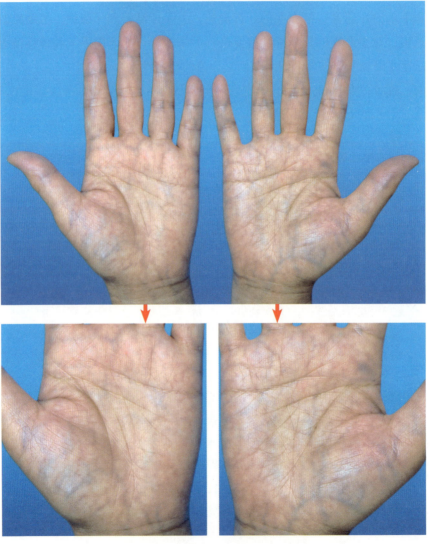

图 3-2-4　牙周炎患者牙齿及手诊图

⑮ 左手子宫区存在"△"形纹，右手子宫区存在岛纹，提示子宫肌瘤。

⑯ 全掌血络以下半部分为重，提示中下焦较多瘀滞，寒象较重。

⑰ 食指指节存在较多血络，提示睡眠较差。

⑱ 双侧食指下掌缘存在血络，提示左肩肩周炎。

## 二、食管疾病

中医学认识食管疾病时强调整体观念，认为食管疾病的发生与脾胃功能、气血运行密切相关。在中医学理论中，脾胃为后天之本，主宰着气血的生化与运化，脾虚、肝郁常是导致食管疾病的根本原因。因此，在中医学治疗中，强调辨证施治，通过调和脾胃、疏肝理气来恢复食管的正常功能，达到治疗效果。

食管的手诊部位位于中指下方，咽区与胃区之间，如图3-2-5所示。此区出现病理纹及颜色等异常改变提示食管炎及食管癌倾向。

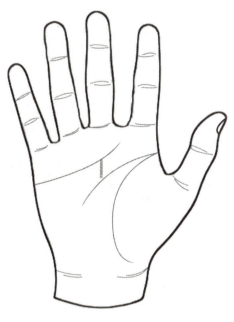

图 3-2-5　食管区

（一）手诊表现

**1. 食管炎**　食管区出现白色或红白相间的斑点。

**2. 食管癌**　食管区可见棕黄色、深咖啡色、暗红色或青紫色边缘不清楚的放射状斑点，部分患者可见斑点凸起。病理纹可见"△"形纹、"#"纹、"□"形纹或"米"字纹，可覆盖1线。

（二）辅助诊断

恶性肿瘤除可见掌纹整体呈咖啡色外，部分患者三条主线还会出现不同程度的岛纹及干扰纹。

（三）病案举例

**食管癌**

食管癌是指发生在食管（连接喉咙与胃的管道）内壁的恶性肿瘤。根据癌症的起源细胞，食管癌主要分为两种类型，即鳞状细胞癌和腺癌。鳞状细胞癌与吸烟、饮酒和某些饮食习惯有关，而腺癌则与肥胖、胃食管反流等因素密切相关。

食管癌在早期症状往往不明显，晚期时患者会出现吞咽困难、胸痛、体重减轻等症状。治疗上，早期阶段可以通过手术切除肿瘤，能取得较好的治疗效果；晚期阶段采用放疗和化疗手段以缓解症状和延长生存期。

例1　患者，男，63 岁，食管癌，手诊图见图 3-2-6。

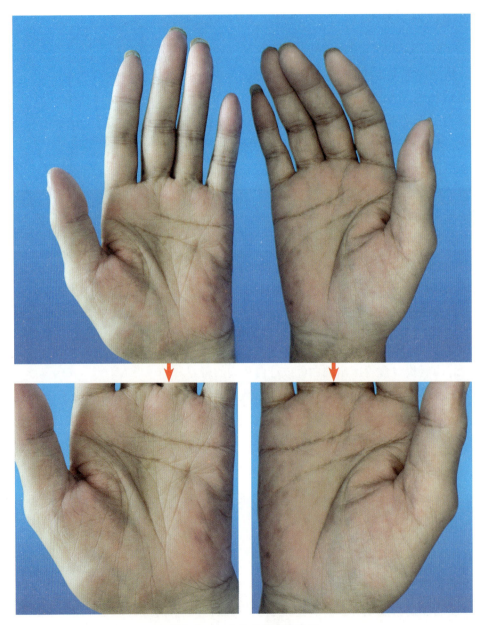

图 3-2-6　食管癌患者手诊图

（1）食管癌相关手诊表现

❶ 1线、2线平行且掌纹呈咖啡色，提示恶性肿瘤。

❷ 双手食管区存在"△"形纹，左手食管区存在岛纹，右手食管区存在边缘不清晰的棕色斑点。

❸ 左手存在穿过3条主线的深4线，中部存在细长岛纹。

❹ 手型瘦长，提示营养状况较差。

❺ 小鱼际色红，存在红白相间斑点，同时存在褐色斑点，提示肠道积滞。

（2）其他阳性手诊表现

❶ 1线、2线间存在较多"十"字纹，提示心律不齐。

❷ 2线于掌中部位分叉，提示可能存在脑血管疾病。

❸ 3线起始部位纹理杂乱，提示自幼脾胃功能较差。

❹ 5线插入食指、中指指缝内，提示脾胃功能较弱。

❺ 双手存在较深8线，结合患者病史提示体力消耗过多。

❻ 左手鼻区存在褐色斑点，提示慢性鼻炎。

❼ 胃1区存在较深褶皱及格子纹，提示脾胃功能弱，脾胃气虚。

❽ 胃2区存在"△"形纹、"十"字纹，提示肿瘤胃部转移或其他胃部疾病。

❾ 肝大区较窄且存在岛纹，提示肝功能减退。

❿ 肝区凸起，提示慢性肝脏疾病。

⓫ 左手胆1区色红，胆2区存在"米"字纹且颜色较深，提示胆囊炎。

⓬ 指节多纵纹，提示气虚乏力。

**例2** 患者，男，68岁，食管癌，舌及手诊图见图3-2-7。

（1）食管癌相关手诊表现

❶ 左手食管区右上部存在外周为褐色轮廓的圆形淡黄色斑点。

❷ 左手食管区存在穿越1线的岛纹。

❸ 右手咽喉区存在黄色及褐色斑点，向下扩展至食管区。

❹ 双手食管区均存在"□"形纹。

❺ 双手纹理散乱，纹路较深处为咖啡色掌纹。

❻ 1线、2线平行，提示易患恶性肿瘤。

❼ 舌尖存在圆形轮廓纹、深斜纹，提示胃痛。

❽ 面部鼻唇沟延伸至嘴角，称为"腾蛇入口"，提示消化系统恶性疾病。

（2）其他阳性手诊表现

❶ 左手1线末段分叉，一条分支向食指、中指间延伸，提示易患咽喉疾病。

❷ 右手1线浅而纹路杂乱，存在多处暗斑，提示慢性呼吸系统疾病。

❸ 2线末段分叉，提示易患神经系统疾病。

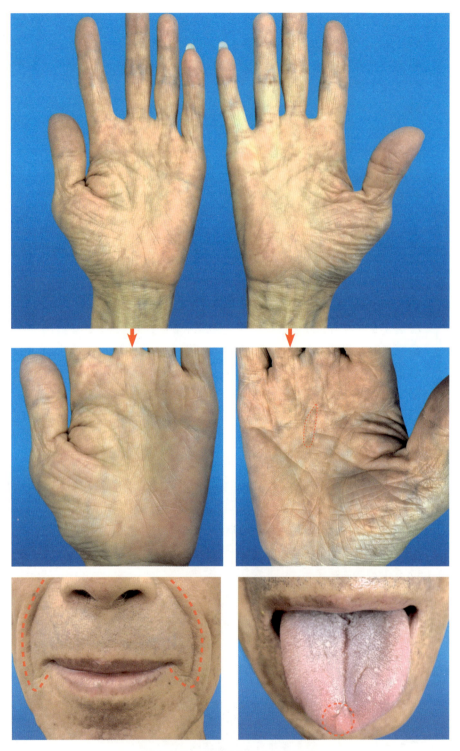

图 3-2-7　食管癌患者舌及手诊图

④ 1 线、2 线间存在"十"字纹，提示心律失常。

⑤ 2 线起点上抬，左手肝大区扩大，存在"十"字纹，提示肝损害。

⑥ 3 线末段存在岛纹，提示前列腺肥大或肠道疾病。

⑦ 3 线末段存在分叉，分叉向桡侧延伸，提示腰痛。

⑧ 双手存在寸断 4 线，提示慢性消化系统疾病。

⑨ 双手存在较深 8 线，提示作息不规律或消耗性疾病病史。

⑩ 双手存在 9 线，提示过敏性疾病或肝损伤。

⑪ 双手存在 12 线，提示肝损伤。

⑫ 中指指间关节及其下方存在血络及暗斑，提示头晕、头痛。

⑬ 疲劳困乏区存在斑点，提示乏力。

⑭ 胆 1 区存在红色及褐色斑点，双手胆区存在深色斑点，提示慢性胆囊炎。

⑮ 胃 1 区存在较深褶皱，提示脾胃气虚。

⑯ 胃 1 区及胃 2 区存在"十"字纹及"△"形纹，双手存在胃炎线，提示胃炎。

⑰ 双手大鱼际存在格子纹，结合 11 线浅且向下延伸，提示性功能较差。

⑱ 右手前列腺区存在"△"形纹，提示前列腺增生。

## 三、胃肠疾病

中医学将胃肠疾病的症状表现分为多种类型，如胃胀、嗳气、腹痛、腹泻等，且不同的症状与气滞血瘀、脾胃虚弱、湿热及寒湿等病机密切相关。中医学理论认为，脾胃是后天之本，脾胃的健康与否直接影响到全身的气血生化，故"百病皆由脾胃衰而生"的观点得到广泛的认可。中医学在治疗胃肠疾病方面展现出了整体效果与独特优势，认为通过调和脾胃、疏通气机、祛除邪气，能有效预防和治疗胃肠疾病。

胃病的手诊区分为胃 1 区、胃 2 区。胃 1 区位于 3 线起始部；胃 2 区位于 2 线中后段，2 线、3 线之间，呈圆形区域，约中指、无名指间下方，如图 3-2-8 所示。

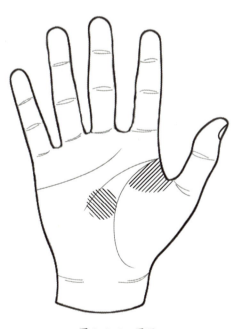

图 3-2-8　胃区

上述区域出现异常提示慢性浅表性胃炎、慢性萎缩性胃炎、胃下垂等胃部病变。

（一）手诊表现

**1. 慢性浅表性胃炎**

（1）胃1区有细长叶状小岛纹。

（2）胃1区可见"十"字纹、"#"纹或干扰纹（6线）。

（3）胃1区下方可见较深胃炎线。

（4）胃2区可见白色或暗青色斑点，见图3-2-9。

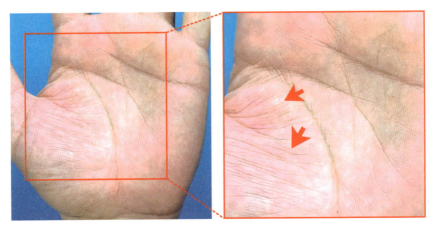

图3-2-9　胃1区凹陷，纹理增多，色青，胃1区下方有胃炎线

**2. 慢性萎缩性胃炎**

（1）胃1区以凹陷表现为主，可见纹理增多，以"米"字纹为主。

（2）胃1区下可见胃炎线。

（3）胃2区呈暗黄色或暗青色或出现上述颜色斑点，见图3-2-10。

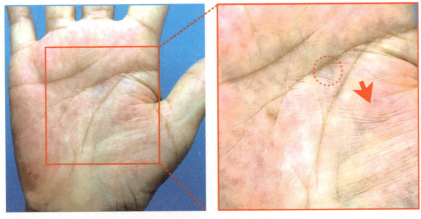

图3-2-10　胃1区凹陷，纹理增多，胃2区色青

**3. 胃下垂**

（1）患者手指瘦长，甚至长于手掌。

（2）2线、3线变浅，可见杂乱6线横穿，或可见3线中段出现"□"形纹。

（3）5线顶端可见瘦长岛纹。

（4）胃2区可见轮廓纹。

（5）全掌放松时可见胃1区形成弧形褶皱，见图3-2-11。胃下垂手诊示意图见图3-2-12。

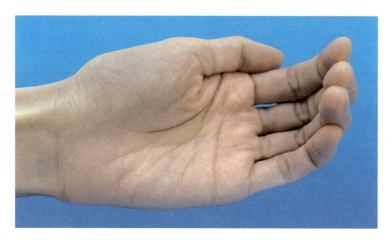

图3-2-11　胃1区形成弧形褶皱

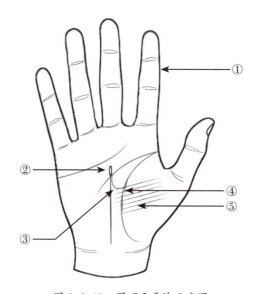

图3-2-12　胃下垂手诊示意图

注：①手指瘦长；②5线顶端细长岛纹；③胃2区轮廓纹；
④3线中部形成"□"形纹；⑤6线横穿3线

**4. 胃癌** 在胃 1 区、胃 2 区出现棕黄色或暗青色边缘不清楚的凸起斑点。胃 2 区可见"□"形纹、"米"字纹、"#"纹及切割主线的干扰纹，见图 3-2-13。

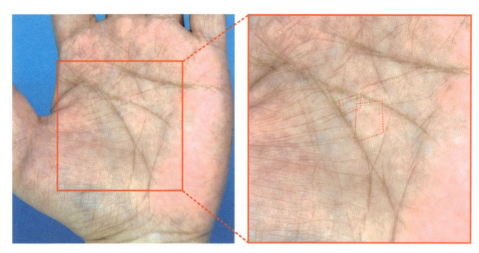

图 3-2-13 胃 2 区"□"形纹

**5. 胃、十二指肠溃疡**

（1）胃 1 区、胃 2 区有一个或数个斑点，可见凸起，色白提示脾胃虚寒，色红提示胃火灼热，色黄提示脾胃气虚（图 3-2-14），色青暗提示瘀血刺痛。

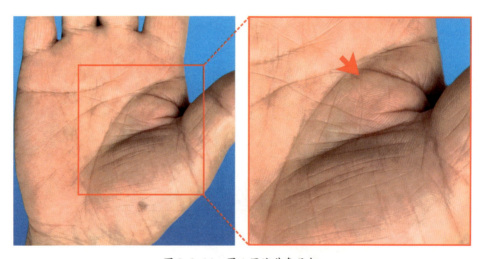

图 3-2-14 胃 1 区淡黄色凸起

（2）胃 1 区可见"米"字纹与岛纹，胃 2 区可见"米"字纹，见图 3-2-15。

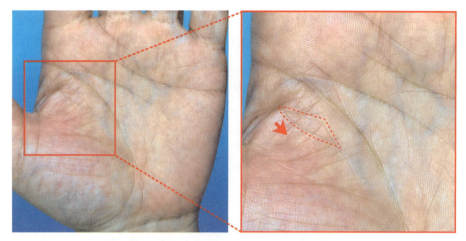

图 3-2-15　胃 1 区岛纹及亮白色斑点

（3）可见 2 线整体走向平直，中后部可存在折角及分支。

（4）胃 2 区有红棕色或暗棕色圆形或椭圆形斑点，提示处于胃溃疡恢复期。

## （二）辅助诊断

（1）1 线过长，延伸到食指下巽位，提示易出现胃部不适（胃肠自主神经功能紊乱）；1 线过长，延伸至食、中指指缝，提示素有脾胃虚寒。

（2）胃 1 区出现皱褶，提示慢性胃炎。

（3）胃 1 区、胃 2 区出现亮白色或红色斑点，提示胃炎急性发作。

（4）胃 1 区可见凹凸不平的皮下组织分布不均匀的情况，或胃 2 区出现光滑条状凸起，提示胃切除术后状态。

## （三）病案举例

### 1. 胃炎、胃下垂

临床上胃炎分为浅表性胃炎、萎缩性胃炎等。慢性浅表性胃炎是指胃黏膜存在慢性炎症，主要表现为胃黏膜的浅层受损。这种病证可由多种因素引起，包括幽门螺杆菌感染、长期服用非甾体抗炎药、过量饮酒、饮食不规律、心理压力过大等。慢性萎缩性胃炎特点是胃黏膜的萎缩，导致胃腺体的减少以及功能下降。最常见的病因是幽门螺杆菌感染。幽门螺杆菌是一种在胃内生存的细菌，能够引起胃炎、溃疡等病证。西医主要用抗生素治疗幽门螺杆菌感染，使用抑酸药物缓解胃酸分泌过多引起的不适。

胃下垂是指胃的位置异常，由于腹部肌肉松弛、腹腔内压力降低或其他因素导致胃下移，在女性中更为常见，尤其是经历过多次妊娠或有肥胖倾向的女性。

胃下垂的症状多种多样，常见的症状包括上腹部不适、恶心、呕吐、食欲减退、腹胀等。这些症状不仅影响了患者的生活质量，还可能导致情绪上的困扰。西医主要采取药物和手术治疗相结合的方式，药物治疗包括补充消化酶和改善胃动力，帮助患者缓解症状，而在一些严重的情况下，则建议手术治疗，以纠正胃的位置。

例　患者，女，34岁，胃炎、胃下垂，手诊图见图 3-2-16。

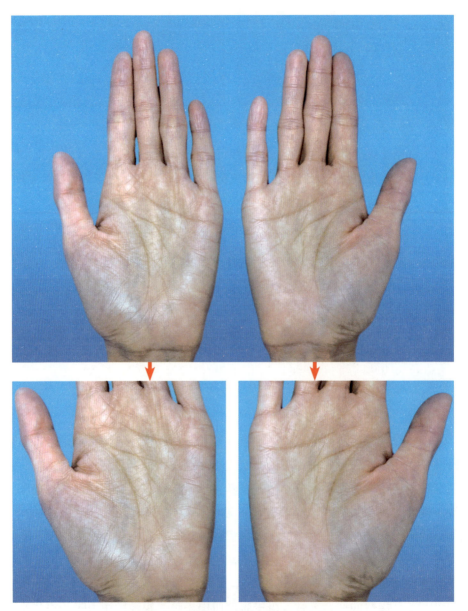

图 3-2-16　胃炎、胃下垂患者手诊图

（1）胃下垂相关手诊表现

❶ 手型瘦长，手指偏细，指缝较大。

❷ 双手1线末段分叉，分支走向食指下，提示消化系统疾患。

❸ 左手2线、3线变浅，可见杂乱6线横穿。

❹ 左手3线中段出现"□"形纹。

❺ 双手5线顶端可见瘦长岛纹。

❻ 双手胃1区多褶皱。

❼ 双手可见胃炎线。

❽ 左手胃2区可见轮廓纹。

❾ 胃2区及3线内侧色青，提示胃中寒凉。

（2）其他手诊阳性表现

❶ 1线存在较多干扰纹，提示易患呼吸系统疾患。

❷ 1线末段上存在平行线，提示咽喉疾病。

❸ 左手2线中部弯折角度大且存在分支，提示易患心脑血管疾病或存在相关家族史。

❹ 左手2线中部存在"△"形纹，提示或有隐匿性心脏病。

❺ 右手3线末段存在岛纹，提示或有子宫肌瘤。

❻ 4线由细线组成，提示易患神经系统疾病，或有相关家族史。

❼ 左手7线为双线，提示或有颈椎不适。

❽ 双手存在8线，提示平素饮食、作息不规律，体力不足。

❾ 指腹不饱满，多纵纹，提示气血不足。

❿ 指关节及艮位多血络，提示胃肠积滞。

⓫ 巽位存在"#"纹及亮白色斑点，提示胆囊疾患。

⓬ 气管、支气管区存在病理纹，右手为"#"纹，左手纹路杂乱，提示或有气管、支气管疾病。

### 2. 胃癌

胃癌是指发生在胃部的恶性肿瘤，通常起源于胃内的上皮组织。本病早期症状包括消化不良、腹胀、食欲减退、体重下降等，随着病情发展，患者会出现持续性腹痛、呕吐、黑便等更加严重的症状。治疗上，早期阶段可以通过手术切除肿瘤，获得较好的预后；晚期阶段，化疗和放疗则是常见的辅助治疗方式。同时，近年来靶向治疗的出现，为一些特定类型的胃癌患者带来了治愈希望。

例 患者，男，64岁，胃癌，手诊图见图3-2-17。

（1）胃癌相关手诊表现

❶ 全掌多红白相间斑点，以乾位为重。

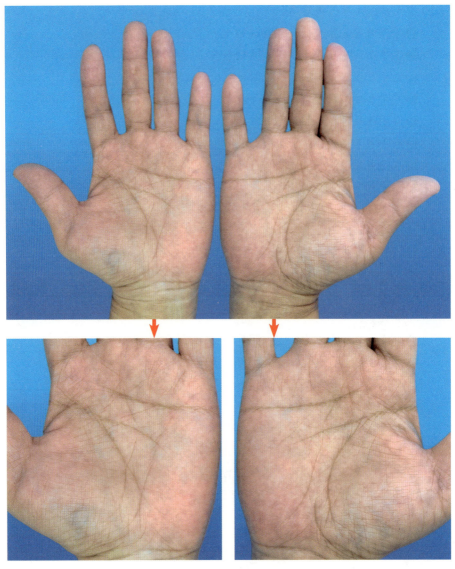

图 3-2-17 胃癌患者手诊图

❷掌纹颜色呈咖啡色，手掌可见较多血络，提示体质多瘀滞，易患肿瘤类疾病。

❸双手胃1区存在较深格子纹。

❹右手胃1区存在较多深褐色斑点。

❺双手胃1区存在褶皱。

❻双手胃2区色青，且存在淡红色斑点。

❼双手2线、3线起始段纹路杂乱，提示自幼脾胃功能较差。

⑧双手2线、3线起始段及肝大区色暗，提示情绪不佳。

⑨双手3线中下段存在岛纹。

⑩左手存在4线，且中段存在岛纹。

（2）其他手诊阳性表现

❶1线小指下存在岛纹，提示头目、五官疾病。

❷1线较多下羽状纹，提示呼吸系统功能较弱。

❸1线、2线间存在"十"字纹，提示心律不齐。

❹3线自岛纹处分叉，提示疾病可能存在不同预后。

❺3线末段分叉，提示腰痛。

❻3线末段存在岛纹，提示前列腺增生。

❼左手7线穿过1线，且双手酸区增大，提示高血压。

❽11线走行向下，小指较短，提示肾气不足。

❾中指指关节色青，提示易患头痛。

❿鼻区存在亮色斑点，提示鼻炎。

⓫咽喉区存在"△"形纹，提示咽喉不适。

⓬肾区存在"△"形纹，提示泌尿系统疾病，可能会形成器质性病变。

⓭气管、支气管区存在较深纵纹，提示气管疾病。

⓮艮位较多血络，提示肠道瘀滞。

### 3. 胃溃疡

胃、十二指肠溃疡是一种常见的消化系统疾病，不仅影响生活质量，严重时甚至会威胁生命，男性的发病率高于女性。简单来说，溃疡是指胃或十二指肠内壁的黏膜因多种原因受到损伤，形成开放性伤口。胃溃疡发生在胃内，而十二指肠溃疡则发生在小肠的起始部分。幽门螺杆菌感染是导致溃疡的主要原因，症状多表现为上腹部疼痛、消化不良、恶心、呕吐，甚至黑色大便等。值得注意的是，某些患者在早期没有明显症状，因此定期体检和健康监测是非常重要的。西医常用的治疗方法包括抗酸药物、抗幽门螺杆菌药物以及促进胃黏膜修复的药物治疗。

例　患者，男，胃溃疡病史15年，手诊图见图3-2-18。

（1）胃溃疡相关手诊表现

❶双手胃1区存在亮白色斑点，右手为多。

❷胃1区存在较深褶皱，提示脾胃气虚。

❸双手胃1区存在岛纹及"十"字纹，胃2区存在"十"字纹，提示脾胃功能障碍。

❹双手胃1区存在明显胃炎线。

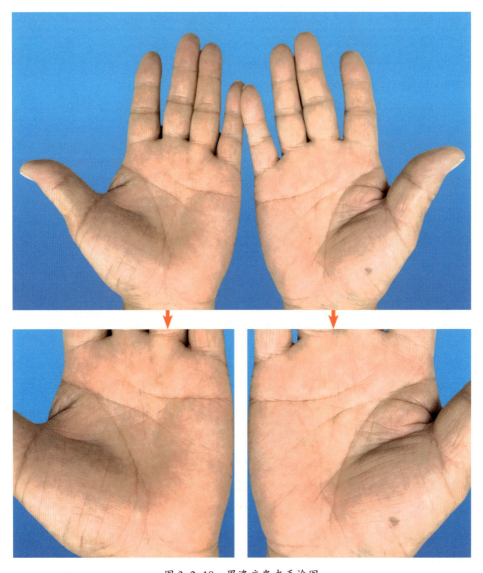

图 3-2-18　胃溃疡患者手诊图

（2）其他手诊阳性表现

🟢 3 线末段存在外挂岛纹，提示泌尿系统或结肠病变。

🟢 右手存在弯曲 4 线，且中部可见岛纹，提示易患消化系统肿瘤或有相关家族史。

🟢 左手胆 1 区存在"#"纹，右手胆 2 区色暗，提示胆囊疾病。

🟢 双手桡侧肺区纹理杂乱，色暗，提示肺部疾病。

🟢 咽喉区存在"△"形纹，提示咽喉疾病。

## 四、肝病

肝脏在中医学中被视为"将军之官"，其主要功能包括疏泄、调畅气机、储藏血液等。肝的生理功能不仅与情志密切相关，而且与脾胃的运化功能有着重要的联系。治疗时强调"肝脾同调"，通过调和肝脾、疏肝理气、清热解毒等方法，达到治疗肝病的目的。

肝区的手诊区域位于3线上2/3处靠近拇指侧弧形条状区域，肝大区在3线与2线的夹角处，边界不超过中指竖直平分线，如图3-2-19所示。此区域出现异常提示肝脏病变，包括肝损害、肝肿大、肝炎、肝硬化及脂肪肝。可见依托于主线的岛纹或"十"字纹、"#"纹、杂乱的6线等病理纹，色泽可见暗沉，或见白色、青色及红白相间斑点。

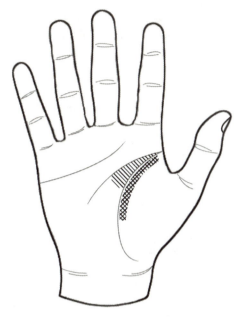

图 3-2-19　肝大区及肝区

### （一）手诊表现

**1. 肝损害**

（1）肝大区有凹陷，可见"十"字纹，可见依托于主线的岛纹。

（2）肝大区夹角扩大或变小。

（3）1线可出现中断或走行曲折。

（4）可并见9线、12线及13线，常提示病情严重，见图3-2-20。

**2. 肝肿大**

（1）2线、3线角度扩大或2线抬高。

（2）肝区、肝大区、3线可出现岛纹。

（3）可出现3线中断。

（4）肝大区内出现6线，可见"米"字纹，严重者可出现9线、12线及13线。

（5）可出现沿4线分布的暗斑，见图3-2-21。

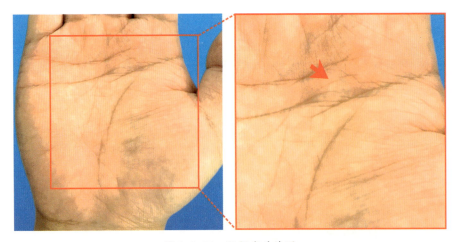

图 3-2-20 肝损害手诊图

注：肝大区凹陷，可见岛纹，1 线中断，且出现走势向下的明显肝损线

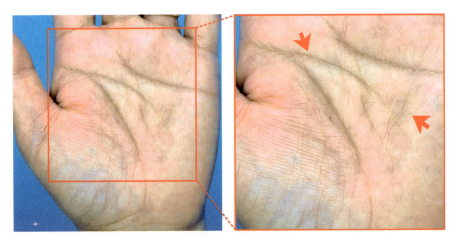

图 3-2-21 肝肿大手诊图

注：肝区增大，4 线可见暗斑

（6）近掌心部掌色偏白，掌根颜色萎黄，3 线起始段及拇指外缘色青枯槁，质硬。

### 3. 肝炎

（1）小指下掌色深，掌纹色深呈黄褐色，掌色整体暗黄。

（2）大小鱼际色青暗，有凸起，按之酸痛。

（3）手掌中央可见特征性颜色变化：中心色淡白，外周色青色，见图 3-2-22。

（4）1 线、4 线浅淡不连续，3 线上可见 6 线。

（5）可见 9 线、12 线或 13 线。

（6）肝大区可见"△"形纹及岛纹。

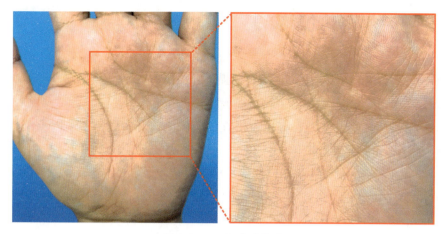

图 3-2-22　肝炎手诊图

注：肝炎特征性颜色变化：掌中心色淡白，外周色暗青

### 4. 肝硬化

（1）掌色青暗，可见肝掌。

（2）肝大区有凹陷，可见"十"字纹，可见依托于 3 线的岛纹，见图 3-2-23。

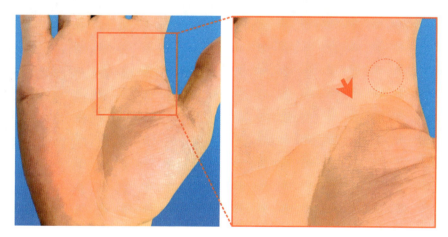

图 3-2-23　肝硬化手诊图

注：肝大区凹陷，3 线上岛纹，1 线下方有青色斑点

（3）肝大区夹角扩大或 2 线抬高。

（4）食指下与 2 线间可出现暗青色、青紫色斑点。

（5）1 线可出现中断或走行曲折。

（6）可出现 9 线、12 线及 13 线，常提示病情严重。

### 5. 脂肪肝

（1）手掌丰满，色泽红，可见红白相间的斑点。

（2）肝大区扩大隆起，可见"十"字纹，可见散在白色斑点。

## （二）辅助诊断

（1）12线（肝病线）上出现岛纹，提示肝损伤病史。

（2）单纯肝区出现"十"字纹，提示肝气旺。

（3）3线中断或3线短，提示有潜在的家族遗传肝病史，左手提示家族男性遗传、右手提示家族女性遗传。

（4）3线起点的岛纹，提示肝脾大。

（5）肝炎可见指甲出现串珠样凸起，久病可见甲体两侧甲床青紫或枯黄，见图3-2-24。

（6）肝硬化可出现指甲变形，多为圆指甲且甲面弯曲，甲色深红，指甲根部皮肤呈咖啡色，见图3-2-25。

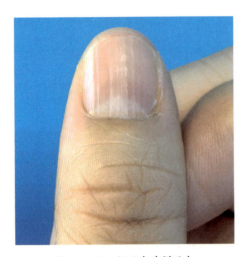

图3-2-24  指甲串珠样凸起

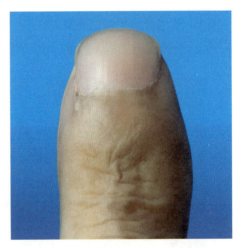

图3-2-25  指甲圆且弯曲，根部皮肤色深

## （三）病案举例

### 1. 慢性肝炎

在人们日常生活中，肝脏这一"沉默的器官"常常被忽视。肝脏不仅负责解毒、代谢，还能合成物质，它的健康直接影响到我们的整体健康。肝病主要讨论肝炎、肝硬化、脂肪肝。

肝炎是指肝脏发炎的状态，主要由病毒感染、酒精滥用、自身免疫反应或药物引起。根据致病原因，肝炎可分为多种类型，其中以病毒性肝炎最为常见，包括甲型、乙型、丙型、丁型和戊型肝炎。肝炎的早期症状不明显，随着病情发展，常见的临床症状包括乏力、食欲减退、恶心、呕吐、腹痛、黄疸等。肝炎的治疗方案因其类型而异，于病毒性肝炎而言，西医采用抗病毒药物。如乙型肝炎使用干扰素或核苷（酸）类似物来抑制病毒的复制；丙型肝炎则可通过直接抗病毒药物来治愈。

例　患者，男，36，慢性肝炎，手诊图见图3-2-26。

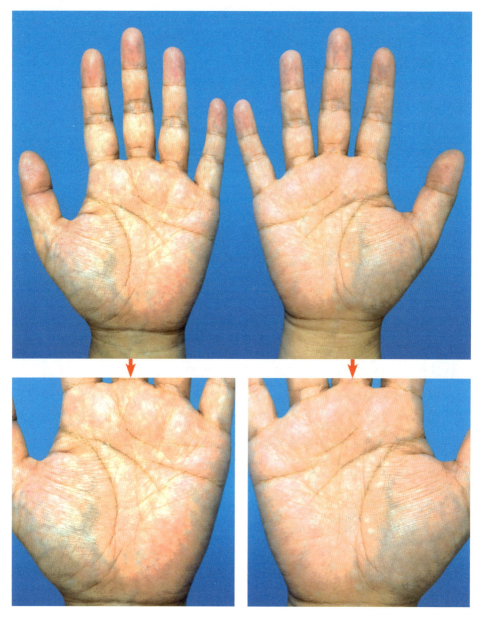

图3-2-26　慢性肝炎患者手诊图

（1）肝炎相关手诊表现

❶双手1线呈现假中断，纹路较浅。

❷3条主线均可见较多6线。

❸右手可见9线，左手可见12线，均提示可能存在肝脏功能减退。

❹双手肝大区可见"△"形纹及岛纹。

❺双手可见4线，且左手4线较弯曲，提示肝病。

❻掌心色淡，四周偏青。

（2）其他手诊阳性表现

❶1线末段向食指、中指指蹼缘延伸，提示易患咽部疾病。

❷2线、3线起始段纹路杂乱，提示自幼脾胃功能差。

❸2线、3线起始段颜色偏深，提示肝气郁滞。

❹3线末段向尺侧分叉，且末段向桡侧偏斜角度较大，提示腰痛。

❺右手3线末段可见外挂岛纹，提示前列腺疾病或肠道疾病。

❻左手可见向下延伸的11线，右手无11线，提示肾气不足。

❼胆1区色暗且可见"#"纹，胆2区色青且可见"米"字纹，提示胆囊疾病。

❽4指间指蹼缘下可见血脂丘，提示血脂较高。

❾大鱼际胃1区偏红，外围出现青色血络，提示素喜冷食，且有胃中不适。

❿大鱼际下方存在垂直于赤白肉际的血络且指节间多血络，提示肠道瘀滞。

⓫中指近端指间关节多血络，提示易患头痛、头晕。

⓬拇指指根存在血络，提示可能存在心血管疾病。

### 2. 肝硬化

肝硬化是一种慢性肝病，其特征是肝脏组织逐渐纤维化和功能减退。在这一过程中，正常的肝细胞被瘢痕组织替代，影响了肝脏的正常功能。肝硬化的发生通常是由于长期的肝脏损伤，最常见的原因包括病毒性肝炎（如乙型和丙型肝炎）、长期酗酒、脂肪肝以及某些药物或毒素的影响。随着肝硬化的进展，患者会出现腹胀、黄疸、乏力等症状，甚至发展成肝功能衰竭或肝癌。西医主要采用抗病毒药物、免疫调节剂和肝移植等手段来应对肝硬化的进展。

例　患者，女，60岁，肝硬化，手诊图见图3-2-27。

（1）肝硬化相关手诊表现

❶掌纹呈咖啡色。

❷肝大区扩大，双手2线上抬，且肝大区手掌凹陷。

❸食指下可见暗色斑点。

❹双手出现弯曲4线，提示慢性肝病。

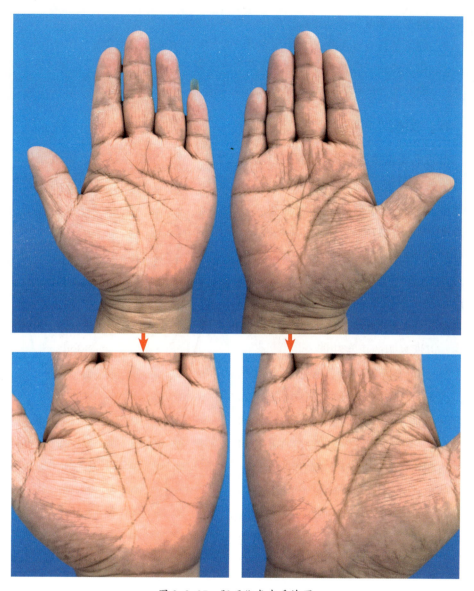

图 3-2-27　肝硬化患者手诊图

（2）其他手诊阳性表现

❶2 线中段可见"□"形纹，提示陈旧性脑部疾病。

❷3 线上多 6 线，从胃 1 区延伸切割主线，提示脾胃功能差。

❸3 线末段存在外挂岛纹，提示妇科或肠道疾病。

❹右手存在多条 7 线，提示颈椎病。

❺8 线较深，提示作息不规律，可能存在糖尿病或相关家族病史。

❻11 线短且少，小指短，提示肾气不足。

⑦ 双侧咽喉区可见"△"形纹，提示咽喉疾病。

⑧ 乳腺区存在岛纹，且掌纹色深，提示可能有乳腺恶性肿瘤。

⑨ 中指近端指间关节色青，提示偶有头痛。

⑩ 指间多纵纹，提示平素气虚，易疲劳。

## 五、胆病

胆病主要包括胆囊炎、胆石症以及胆囊息肉等。中医学认为，胆气充足，使得肝胆疏泄通畅，才能够有效促进胆汁的分泌与排出，从而避免胆汁淤积引起的各种病证。若胆气不足或流通受阻，可导致胆内湿热蕴结，从而形成胆囊炎、胆石症等疾病。同时，湿热、气滞、瘀血等病理变化也参与胆病的发生发展。因此预防和治疗胆病时，应在辨证施治的基础上，综合调理，疏肝理气，化湿解热，以恢复胆的正常功能。

胆区位于肝区内下1/3处的点状区域，此外还有胆1区及胆2区可提示病情变化。胆1区位于食指指根与2线间下1/2处，胆2区近2线末段，在小指与无名指间正下方，如图3-2-28所示。上述区域出现异常提示胆脏病变，包括急、慢性胆囊炎，胆石症，胆囊息肉。胆囊切除术后可在相应区域出现病理纹及异常斑点。

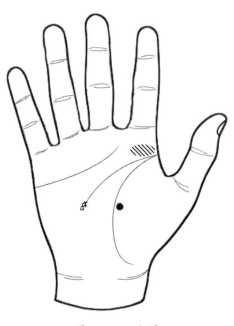

图3-2-28　胆区

### （一）手诊表现

#### 1.胆囊炎

（1）胆1区可见"#"纹、"十"字纹、"□"形纹等病理纹。

（2）胆2区可见红白相间、边缘不规则的圆形或椭圆形斑点，提示急性胆囊炎。

（3）胆2区出现暗黄色斑点，提示慢性胆囊炎。

#### 2.胆石症

（1）胆1区出现"#"纹，掌纹较乱，见图3-2-29。

（2）胆1区可呈凹陷状，可出现"米"字纹、"□"形纹等病理纹。

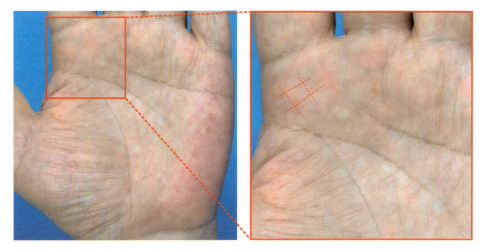

图 3-2-29　胆 1 区"#"纹

（3）胆 2 区可出现"米"字纹。

（4）胆区颜色改变，泥沙状胆结石患者胆区呈深红色，边缘暗黄，块状胆结石患者在胆区内可见黄色凸起，底部为紫红色。

**3. 胆囊息肉**

（1）胆 1 区纹理变浅或消失，颜色偏暗。

（2）胆 2 区内可见灰黄色斑点，或凸起的青色、白色斑点。

**4. 胆囊切除术后**

（1）胆 1 区凹凸不平，可见"□"形纹、"#"纹、"米"字纹等病理纹。

（2）胆 2 区可有穿过主线的"□"形纹或较多 6 线，见图 3-2-30。

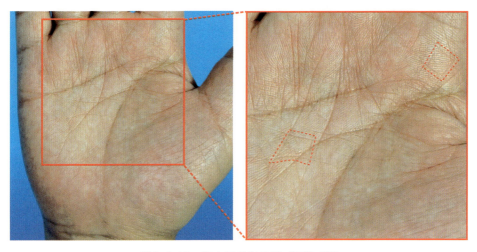

图 3-2-30　胆 1 区及胆 2 区"□"形纹

## （二）辅助诊断

（1）胆病患者指甲偏小、纵纹偏多且多为方形，以食指明显。

（2）若胆囊切除术后一年，患者胆1区"米"字纹仍存在，并被"囗"形纹框起，提示可能继发胆管结石。

## （三）病案举例

### 1.胆囊炎伴胆囊结石

胆囊炎是指胆囊的炎症。胆囊是位于肝脏下方的小囊，主要负责储存和浓缩胆汁，胆汁是消化脂肪的重要液体。胆囊炎主要因胆结石引起，但也可由于感染、肿瘤或其他因素导致胆囊发生炎症和感染，其症状多种多样，最常见的症状包括右上腹部疼痛、恶心、呕吐、发热等，严重者可见黄疸或败血症等。西医通常采取药物和手术相结合的方式治疗。

例　患者，男，60岁，胆囊炎伴胆囊结石，手诊图见图3-2-31。

（1）胆囊炎伴胆囊结石相关手诊表现

❶左手胆1区存在"囗"形纹。

❷双手胆1区存在多处底部为褐色的黄色凸起，提示胆石症。

❸胆2区左手可见亮白色斑点，右手可见暗黄色斑点及亮白色斑点，同时双手胆区颜色加深，右手胆区存在亮白色斑点，提示胆石症长期存在导致慢性胆囊炎，近期急性发作。

（2）其他手诊阳性表现

❶左手1线起始段为锁链纹，双手1线均存在下羽状纹，提示呼吸系统功能较差。

❷双手中指指根下方、1线上方均存在与1线平行的干扰纹，延伸至食指、中指之间，同时咽喉区存在"△"形纹，提示存在咽炎。

❸1线、2线间存在"十"字纹，提示心律不齐。

❹右手2线中部存在弯折，且存在"△"形纹，提示易患神经系统疾病。

❺左手2线、3线夹角增大，肝大区增大，且肝大区存在血络，结合右手川字掌，提示易怒，近期肝郁气滞。

❻3线末段存在分叉，向桡侧延伸，结合11线浅短及小指短，提示腰膝疼痛。

❼3线末段存在外挂岛纹，提示存在前列腺肿大或肠道占位性疾病。

❽双手存在4线，走形波折，提示存在风湿病。

❾7线为双线，提示颈椎病。

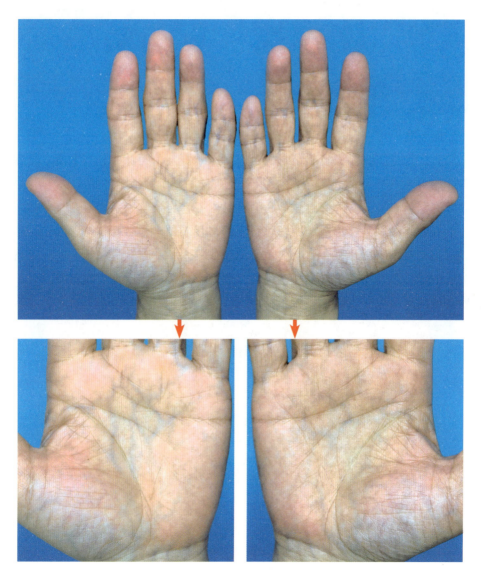

图 3-2-31　胆囊炎伴胆囊结石患者手诊图

⑩ 11 线浅短，提示肾气不足。

⑪ 左手存在 12 线，提示肝损伤。

⑫ 双手中指指间关节存在血络，提示头晕。

⑬ 双手鼻区存在暗斑，提示慢性鼻炎或鼻炎病史。

⑭ 双手肝大区存在依托 3 线的岛纹，提示肝脏疾病或风湿病。

⑮ 左手胃 1 区存在亮白色斑点及叶状岛纹，右手存在"米"字纹、"△"形纹及"□"形纹，提示胃溃疡及慢性胃病。

⑯ 3 线内侧存在血络且大鱼际色红，提示喜冷食，胃中伏火。

⑰ 双手存在胃炎线，且与 4 线夹角呈直角，提示易患消化道出血。

⑱ 双手大鱼际存在格子纹，结合 11 线短小、小指短，提示性功能较差。

⑲ 大鱼际下方存在垂直于赤白肉际的血络，提示肠道积滞。

⑳ 大指指根存在血络，提示冠心病。

㉑ 酸区增大，提示血压升高。

**2. 胆石症**

胆石症是指胆囊内形成胆结石的疾病。胆结石是由胆汁成分不平衡、胆囊排空功能障碍等因素导致的。胆汁是由肝脏分泌的一种消化液，主要成分包括胆盐、胆固醇和胆色素。当胆固醇过量、胆盐不足，或者胆囊收缩功能不良时，胆固醇就可能在胆囊内沉淀，形成结石。胆石症的症状多种多样，部分患者可无明显症状，但当结石阻塞胆管时，就会引发剧烈腹痛、恶心、呕吐等症状，这种疼痛被称为胆绞痛，多发生在进食油腻食物后，严重者可并发胆囊炎、胰腺炎，对于症状明显或发生严重并发症的患者，手术切除胆囊（胆囊切除术）是最常见的治疗方式。

例　患者，男，59 岁，胆石症，手诊图见图 3-2-32。

（1）胆石症相关手诊表现

❶ 胆区存在斑点。

❷ 胆 1 区存在格子纹，掌纹较乱。

❸ 右手胆 1 区存在凸起。

❹ 左手胆 2 区存在"米"字纹，右手可见"△"形纹。

（2）其他手诊阳性表现

❶ 全掌斑点及指骨间关节血络较多，提示体质偏瘀滞。

❷ 1 线末段上部存在与 1 线平行的干扰纹，提示咽炎。

❸ 2 线、3 线起始端纹路杂乱，提示年幼时脾胃不足。

❹ 1 线、2 线间存在"十"字纹，提示心律不齐。

❺ 右手 3 线弯曲中断，存在桥连线，结合患者年龄判断近期可能出现重大疾病。

❻ 双手存在 4 线，右手 4 线中部存在岛纹，提示易患消化系统肿瘤。

❼ 右手 5 线起始端存在岛纹，提示痔疮。

❽ 左手 7 线出现双线，提示颈椎病。

❾ 左手 11 线向下弯曲，小指稍短，提示肾气不足。

❿ 胃 1 区存在"#"纹，提示胃部疾病。

⓫ 中指近端指间关节色青，提示偶有头晕。

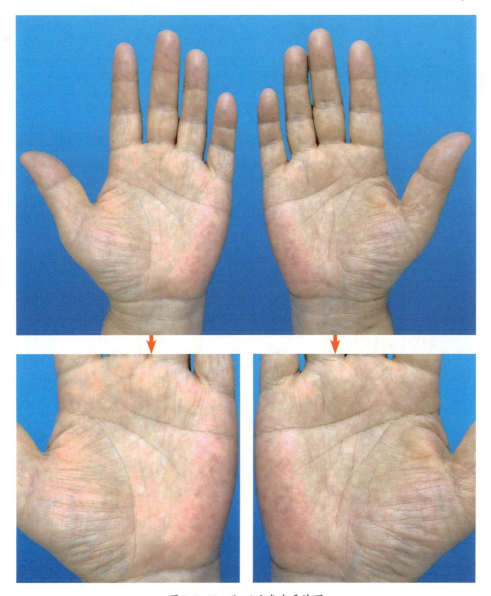

图 3-2-32　胆石症患者手诊图

⑫大鱼际存在垂直于赤白肉际的血络，乾位多红色斑点，提示肠道瘀滞。

⑬小鱼际色红，存在红白相间斑点，提示肠道积滞。

# 泌尿系统疾病

泌尿系统包括肾脏、输尿管、膀胱及尿道，主要症状包括排尿改变（尿频、尿急、尿痛、尿失禁、尿潴留）、尿液异常及腰痛等。患者往往对此类疾病重视程度不够，或不愿透露隐私，导致初期治疗不彻底、干预不及时，因此，尽早发现、尽早规范治疗对泌尿系统疾病尤为重要。本节主要介绍肾病、前列腺疾病。泌尿系统疾病涉及手诊区域见图 3-3-1。

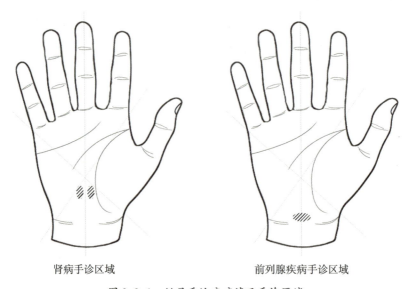

肾病手诊区域　　　　　　　　　前列腺疾病手诊区域

图 3-3-1　泌尿系统疾病涉及手诊区域

## 一、肾病

肾病的手诊区域位于中指竖直平分线下 1/3 段，为小指指根与拇指指根连线、食指指根与尺侧掌根连线交点的下两侧区域，如图 3-3-2 所示。此区域出现异常可提示肾病综合征、肾囊肿、肾炎及肾结石，可见病理纹出现、主线改变及掌色变化。

### （一）手诊表现

#### 1. 肾病综合征

（1）3 线偏直，可呈锁链状，可出现中断、纹理变浅或部分消失。

（2）肾区可见"□"形纹、"米"字纹及依托于3线的岛纹及羽状纹。

（3）小指下区域可见病理纹及异常隆起。

（4）可出现9线或14线。

（5）2线及5线可呈畸形。

（6）整体掌色可呈青红色、青黄色、暗红色。

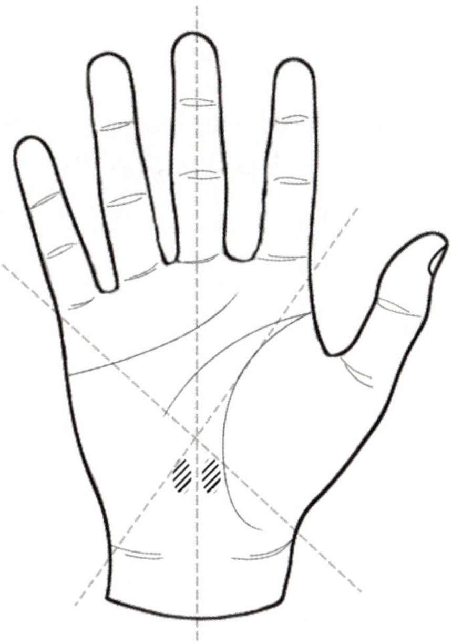

**2. 肾囊肿**

（1）3线末段出现中断或变浅消失，可见凹陷。

（2）肾区可见岛纹、"米"字纹、"△"形纹等病理纹。

（3）坤位可见"米"字纹。

（4）肾区可见偏暗的白色、红色或黄色斑点。

图 3-3-2 肾区

**3. 肾结石**

（1）3线末段出现中断或变浅消失，可见凹陷，可有6线。

（2）肾区可见岛纹、"米"字纹、"△"形纹等病理纹。

（3）坤位可见"米"字纹。

（4）肾区可见偏暗的白色、红色或黄色硬凸起。

（5）坎位可出现凹陷。

**（二）辅助诊断**

（1）双手1线贯通全掌，提示肾炎病史。

（2）肾结石可见小指甲弯曲、变大、出现不规则凸起条纹或点状凹陷。

**（三）病案举例**

**1. 肾病综合征**

肾病综合征是一种以大量蛋白尿、水肿、低蛋白血症或不伴高脂血症为特点的临床综合征。本病的常见病因为原发性肾小球疾病（如肾小管间质性肾炎等）和继发性肾小球疾病（如糖尿病、高血压、系统性红斑狼疮等）。这些疾病会导致肾小球损伤，使得肾脏无法有效过滤血液中的蛋白质，从而导致蛋白质大量流失到尿液中。本病在儿童中发病率较高，尤其在 3~7 岁的儿童群体中。西医治疗时会根据患者的具体情况，使用糖皮质激素、免疫抑制剂等药物来控制病情。

肾囊肿是指肾脏内形成的囊状结构，这种情况在成人中常见，特别是 50 岁以上的人群，发生率正在逐渐上升。肾囊肿的形成原因多种多样，最常见的类型是单纯性肾囊肿，这种囊肿是由于肾小管扩张所致，另一个原因是多囊肾病，这是一种遗传性疾病，患者的肾脏会形成多个囊肿，可能导致肾衰竭。治疗手段主要为穿刺引流囊肿或手术切除。

例　患者，女，68 岁，肾病综合征及肾囊肿，手诊图见图 3-3-3。

（1）肾病综合征及肾囊肿相关手诊表现

❶ 3 线末段纹理变浅，存在凹陷。

❷ 双手肾区可见"△"形纹，3 线在此区域存在羽状纹。

❸ 双手小指下存在"△"形纹。

❹ 双手存在 8 线，延伸至肾区，提示糖尿病肾病。

❺ 整体手掌呈暗红色。

（2）其他阳性手诊表现

❶ 1 线起始端存在锁链纹，末段存在下羽状纹，提示呼吸系统功能较差。

❷ 1 线末段延伸至食指、中指之间，提示易患咽喉疾病。

❸ 1 线、2 线间存在"十"字纹，提示心律不齐。

❹ 2 线、3 线起始段纹理杂乱，提示自幼脾胃功能较差。

❺ 双手 3 线内侧存在副线，提示腹泻。

❻ 双手可见较浅 4 线，提示慢性疾病。

❼ 双手 5 线中部存在岛纹，结合瘦长手型及胃 1 区深褶皱，提示胃下垂。

❽ 7 线为 2 条线以上，提示颈椎病。

❾ 双手中指指间关节存在血络，提示头晕。

❿ 双手咽喉区存在"□"形纹，提示咽喉疾病。

⓫ 双手胆 1 区存在"□"形纹，胆 2 区存在褐色斑点，提示慢性胆囊炎。

⓬ 肝大区扩大，右手为"川字掌"，提示易怒，易患肝脏疾病。

⓭ 双手胃 1 区存在较深褶皱，且存在胃炎线，提示慢性胃炎。

⓮ 双手胃炎线与 4 线呈直角夹角，提示易出现消化道出血。

⓯ 大鱼际存在格子纹，结合大拇指指根有血络，提示心脏功能较差，存在冠心病。

⓰ 大鱼际下部存在垂直于赤白肉际的血络，小鱼际色红且存在较多红白相间斑点，提示肠道积滞。

⓱ 酸区偏大，提示存在高血压。

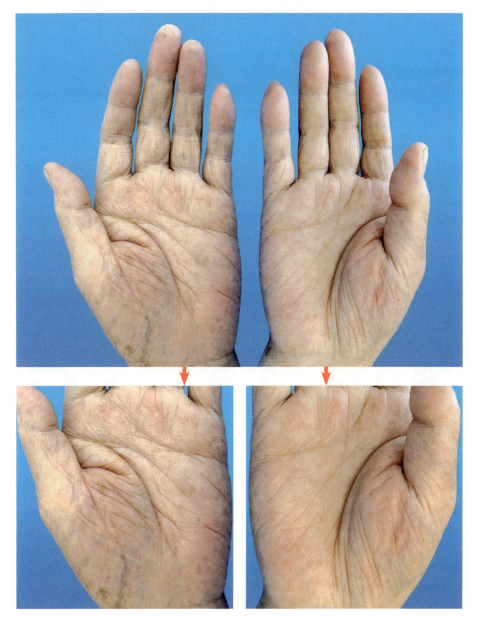

图 3-3-3　肾病综合征及肾囊肿患者手诊图

⑱各指指节均存在较多纵纹，指腹存在纵纹，大鱼际不饱满，提示气血不足，易疲劳。

### 2. 输尿管结石

输尿管结石是指在肾脏或尿路中形成的固体矿物质和盐类的结晶，根据尿液中某些物质（钙、草酸、尿酸）浓度过高，结石的类型可分为草酸钙结石、磷酸钙结石、尿酸结石和胱氨酸结石等。临床症状以剧烈的腹痛为主，尤其是在肾区或侧腹，可伴随恶心、呕吐，甚至血尿等。如果结石阻塞了尿路，还会导致尿路感染和肾功能受损。因此，及早诊断和治疗对于患者的健康来说至关重要。

中医学认为肾脏疾病的发生与"本虚标实"密切相关，强调通过辨证施治，运用活血化瘀、利水消肿等治疗原则，调理脏腑功能，从而改善患者的整体健康状况。

例　患者，女，61岁，输尿管结石，手诊图见图3-3-4。

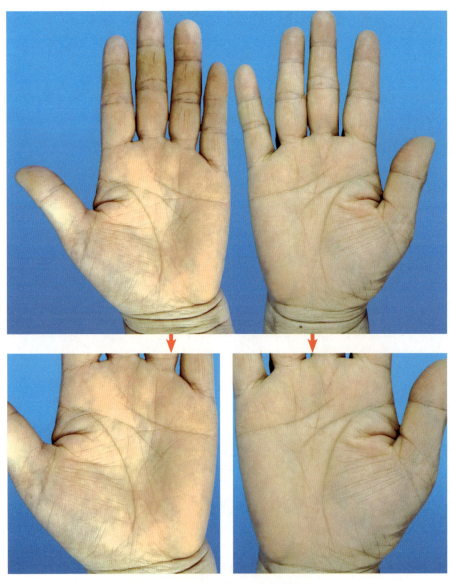

图3-3-4　输尿管结石患者手诊图

（1）输尿管结石相关手诊表现

❶左手肾区存在菱形纹及依托于3线的岛纹。

❷双手桡侧肾区存在淡红色斑点。

❸11线下垂且交于1线，提示肾气虚。

❹双手坎位存在凹陷。

（2）其他阳性手诊表现

❶1线、2线间存在"十"字纹，提示心律不齐。

❷2线、3线起始端存在锁链纹，提示自幼脾胃功能较差。

❸3线末段存在分叉且向桡侧延伸，提示腰痛。

❹双手存在弯曲4线，提示肝病。

❺右手咽喉区存在"△"形纹，提示咽喉疾病。

❻2线、3线起始部位色青，肝大区存在"十"字纹及岛纹，提示肝郁气滞，存在慢性肝病。

❼双手胃1区存在较深褶皱，胃2区存在"十"字纹，且存在胃炎线，提示慢性胃炎。

❽3线内侧存在血络，提示脾胃虚寒。

❾大鱼际下方存在垂直于赤白肉际的血络，提示肠道积滞。

❿大指指根存在血络，提示冠心病。

⓫各指节多纵纹，提示气虚乏力。

⓬部分掌纹为指样纹，提示近期体质较差。

## 二、前列腺疾病

前列腺疾病的手诊区域位于中指竖直平分线和腕横纹（最上条）交点略上方，如图3-3-5所示。此区域出现异常提示前列腺炎及前列腺肥大，可见异常斑点及岛纹。

### （一）手诊表现

**1.前列腺炎**

（1）前列腺区可见异常斑点，斑点色暗提示小便排出不畅，斑点白亮提示尿痛，斑点发黄提示腰膝酸软。

（2）3线末段中断，可见6线。

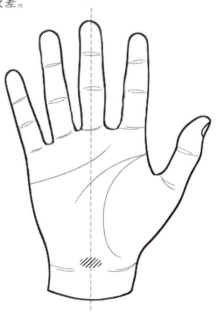

图 3-3-5　前列腺区

（3）3线末段可见羽状纹。

（4）11线向下弯曲。

**2. 前列腺肥大**

（1）前列腺区凸起，可见暗红及黄棕色斑点。

（2）3线末段可见岛纹及6线。

### （二）病案举例

#### 前列腺炎

前列腺是位于膀胱下方、环绕尿道的一个腺体，主要功能是产生前列腺液，参与精液的形成。前列腺炎时症见尿频、尿急、排尿困难、会阴部或下腹部不适等，严重者还伴随发热及全身不适。急性前列腺炎通常由细菌感染引起，而慢性前列腺炎则与多种因素有关，包括感染、免疫反应和心理因素。在治疗方面，西医治疗主要依赖于抗生素、非甾体抗炎药物和α受体阻滞剂等药物，以缓解症状和控制感染。

中医学认为前列腺疾病多与"肾虚""湿热""气滞血瘀"等因素有关，针对肾虚型前列腺疾病，中医学治疗注重补肾益精，常用的药物有熟地黄、枸杞子、菟丝子等，以增强肾气，改善症状；湿热下注型前列腺疾病则采用清热利湿药物，如黄柏、苍术、车前子等，以清除下焦湿热，缓解尿路刺激症状；气滞血瘀型前列腺疾病则使用活血化瘀的药物，如丹参、川芎、红花等，以促进血液循环，减轻疼痛和改善尿流，通过调和气血，改善前列腺局部的血液循环，调理机体内环境，增强机体免疫功能。

**例** 患者，男，前列腺炎，手诊图见图3-3-6。

（1）前列腺炎相关手诊表现

❶左手前列腺区可见暗色斑点，提示小便排出不畅。

❷左手3线末段存在假中断，右手3线末段存在羽状纹。

❸左手3线末段存在岛纹，提示前列腺疾病。

❹双手11线不明显，提示肾气不足。

（2）其他阳性手诊表现

❶2线平直，提示患者易患头痛。

❷右手2线较短且末段分叉，提示易患心脑血管疾病。

❸胃1区存在较深凹陷，提示脾胃气虚。

❹肝大区存在岛纹，提示肝脏疾病。

❺胆1区存在异常暗斑，提示胆囊疾病。

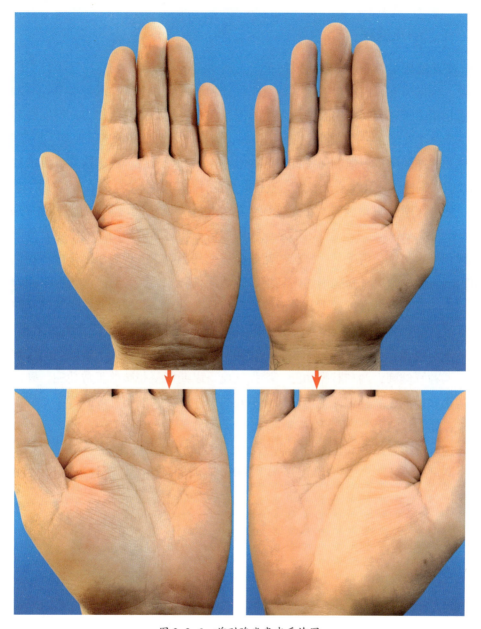

图3-3-6 前列腺炎患者手诊图

⑥鼻区存在白色斑点，提示鼻炎。

⑦咽喉区色暗，提示易患咽喉疾病。

⑧指间关节多纵纹，提示平素气虚。

⑨大鱼际存在与胃炎线平行的多条干扰纹，同时存在垂直相交的干扰纹，形成"□"形纹，提示肾气虚，易出现阳痿、早泄。

### 三、小儿遗尿

小儿遗尿是指超过适龄阶段的孩子（通常指五岁以上）仍然出现不自主排尿现象。根据国际尿控协会的定义，遗尿可分为原发性和继发性两种类型：原发性遗尿是指孩子在夜间或白天持续发生排尿，而没有控制排尿的能力；继发性遗尿则是指孩子曾经在一段时间内控制住排尿，但在此后又恢复了遗尿现象。治疗上，可建立规律的排尿习惯、保持良好的饮水习惯、心理支持、健康饮食、鼓励运动和及时咨询医生或儿童心理专家，进行必要的评估和治疗。

从中医学病机角度看，小儿遗尿症的发生主要与下元虚寒和膀胱失约有关。"下元虚寒，火不生土"，肾阳不足或脾阳虚弱，均可导致命门之火不足，从而造成脾肾阳虚，这种情况下，膀胱的储尿功能受到影响，表现为尿液排出不畅，甚至出现遗尿的情况。膀胱失约则是指膀胱功能失调，表现为对尿液的控制能力下降。小儿在生理发育过程中，尿液的储存与排泄受神经系统的调控，膀胱充盈的信息通过神经传递至大脑，形成排尿反射。然而，儿童由于神经系统尚未成熟，或因外邪侵袭，导致膀胱的神经调节功能不全，表现为不自主的排尿。中医学治疗强调补肾健脾，调和脏腑功能，增强气血，以期恢复膀胱的正常功能，确保尿液的正常排泄，通过辨证施治，结合小儿的个体差异，能够有效改善小儿的遗尿症状，促进其健康生长发育。

遗尿及尿频在手掌上存在特异性表现，患者幼时遗尿可见2线、3线起始段及其上侧出现菱形纹，如图3-3-7所示。此类患者常同时存在11线较短及小指较短。

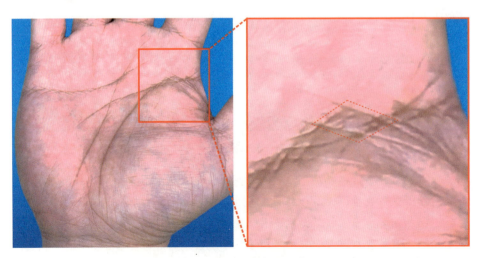

图3-3-7　2线、3线起始段菱形纹

# 神经系统疾病

　　神经系统疾病主要包括头痛、脑血管病、神经系统变性疾病、癫痫、睡眠障碍等。在神经系统疾病中主要观察两个部分：第一，中指近端指间关节下方及两侧线状区域内；第二，2线的形态。神经系统疾病涉及手诊区域见图3-4-1。

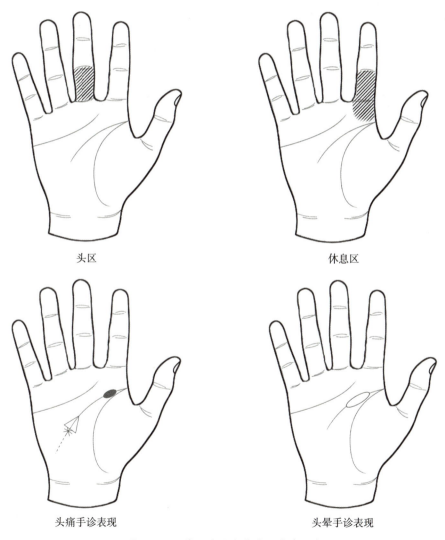

头区　　　　　　　　　　　　　　　　休息区

头痛手诊表现　　　　　　　　　　　头晕手诊表现

图 3-4-1　神经系统疾病涉及手诊区域

## 一、头痛

头痛通常是局限于头颅上半部分，包括眉弓、耳廓上缘和枕外隆凸连线以上部位发生疼痛，头痛大致可分为两类，即原发性头痛和继发性头痛，头痛是最常见的神经系统疾病之一。

原发性头痛包括偏头痛、紧张性头痛和丛集性头痛等，而继发性头痛则是由其他疾病引起的，如颅内出血、脑肿瘤等。头痛的原因复杂多样，主要涉及生理、心理和环境等多个因素。偏头痛的发作与遗传因素、神经化学变化以及外部刺激（如光、声、气味）有关；紧张性头痛与压力、焦虑、长时间保持同一姿势等因素相关。头痛患者通常会经历以下阶段：首先是前驱期，患者会感到疲劳、抑郁或食欲改变；接着是疼痛期，疼痛的性质以搏动性、压迫感或钝痛为主，持续时间从几小时到几天不等；最后是恢复期，患者会感到疲惫，需要时间来恢复体力和精神状态。西医治疗以药物为主，常用的药物包括非甾体抗炎药（如布洛芬）、三叉神经痛药物（如卡马西平）以及特定的偏头痛药物（如曲普坦类药物）。

中医学强调个体差异，根据不同患者的具体症状、体质和病因，制定个性化的治疗方案。近年来针对头痛的中医药治疗方法有针灸、推拿、草药等，已表现出了良好的疗效和安全性，综合来看，中医在头痛的治疗中不仅关注症状的缓解，更注重整体调理与预防，为患者提供了多元化的治疗选择。

根据手诊定位，通过观察2线和中指近端指间关节下方及两侧线状区域内的特征来判断头痛，见图3-4-2、图3-4-3。

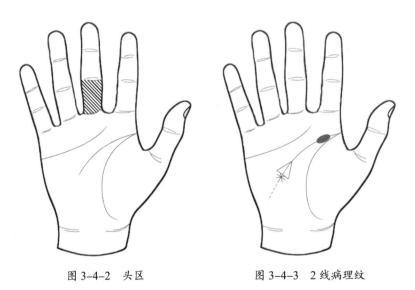

图 3-4-2　头区　　　　　　图 3-4-3　2 线病理纹

（一）手诊表现

（1）中指近端指间关节的一侧出现血络，提示偏头痛，见图3-4-4。

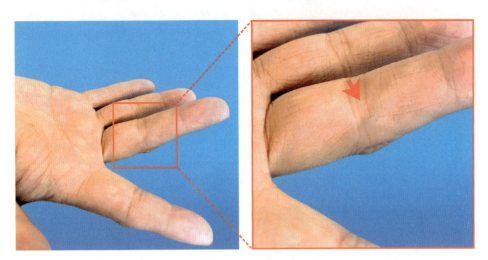

图3-4-4　中指近端指间关节一侧血络

（2）2线短平或中断（图3-4-5），或末段有分支（图3-4-6），或2线上有"米"字纹（图3-4-7）、"口"形纹、"△"形纹或岛纹，或2线伸向乾位（图3-4-8），提示头痛。

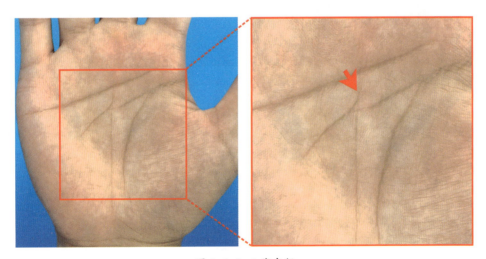

图3-4-5　2线中断

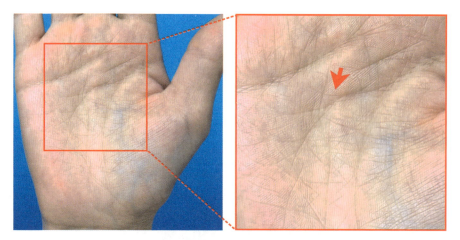

图 3-4-6　2 线末段有分支

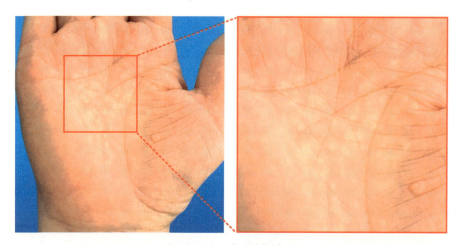

图 3-4-7　2 线"米"字纹

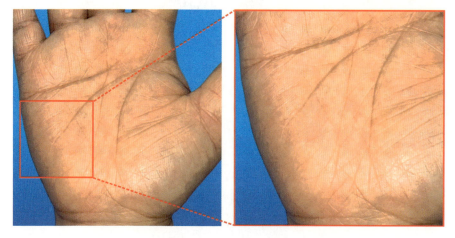

图 3-4-8　2 线伸向乾位

## （二）辅助诊断

（1）通贯掌和链状通贯掌者易患头痛，见图3-4-9。

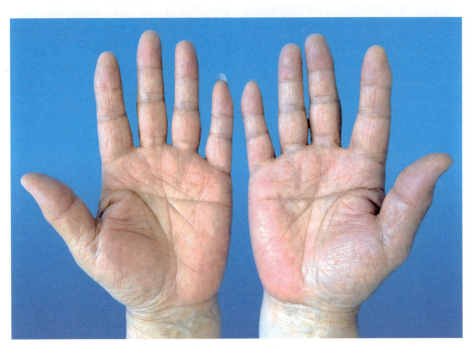

图3-4-9　通贯掌

（2）小指甲或圆指甲者易患头痛，见图3-4-10。

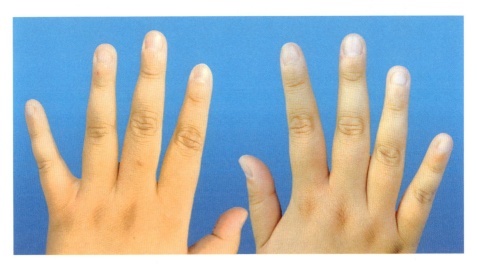

图3-4-10　小指甲

（3）只有清晰的三大主线者，易患头痛。

（4）拇指背侧指节纹中有"米"字纹者，提示长期思想压力大，易患头痛，见图3-4-11。

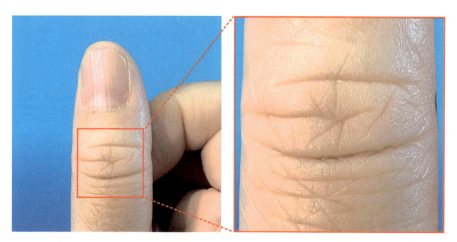

图3-4-11 拇指背侧指节纹中有"米"字纹者

## （三）病案举例

### 头痛

例 患者，女，34岁，头痛，手诊图见图3-4-12。

（1）头痛相关手诊表现

❶ 中指近端指间关节存在血络，其下方头痛区存在白色及褐色斑点。

❷ 左手2线平直，末段存在分叉。

❸ 右手2线中部存在分支，2线上有"△"形纹及岛纹，末段伸向乾位。

（2）其他阳性手诊表现

❶ 双手1线起始段存在锁链纹，提示呼吸系统功能较差。

❷ 右手1线无名指下方存在小岛纹，提示近视或散光。

❸ 双手1线末段存在向食指、中指间延伸的细纹，提示易患咽喉疾病。

❹ 1线、2线间存在"十"字纹，提示心律不齐。

❺ 左手2线起点偏高，肝大区扩大，提示易急躁。

❻ 2线、3线起点纹理杂乱，提示自幼脾胃功能较差。

❼ 左手存在4线，提示慢性疾病。

❽ 7线为双线，提示颈椎病。

❾ 左手存在9线，提示易患过敏性疾病。

❿ 双手鼻区存在斑点，结合9线，提示过敏性鼻炎。

⓫ 胃1区存在较深褶皱及格子纹，胃2区纹路杂乱，存在格子纹，提示脾胃不和，气血不充。

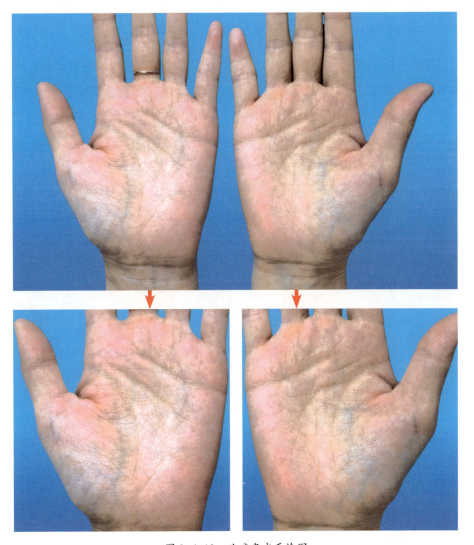

图 3-4-12　头痛患者手诊图

⑫右手尺侧肺区存在以棕色为底色的淡白色斑点，左手尺侧肺区存在"□"
　形纹，提示慢性肺部疾病。

⑬双手气管、支气管区存在红斑及"十"字纹，提示气管、支气管炎症。

⑭3线内侧存在阳络，且阳络内侧色红，提示脾胃寒凉。

⑮双手肾区存在岛纹，提示肾结石或肾脏功能受损。

⑯右手子宫区存在岛纹，提示子宫肌瘤。

⑰大鱼际下部存在垂直于赤白肉际的血络，提示肠道积滞。

⑱拇指根部存在血络，提示冠心病。

⑲腕部存在血络，提示易患妇科炎症。

## 二、头晕

头晕作为常见的临床病证，其临床表现为头目昏花、头脑不清醒、头重脚轻、身体不自觉晃动等。其成因复杂，与耳朵、神经系统、心血管系统等多个方面有关。对于头晕的治疗，中西医各有其特色。西医学针对病因进行治疗，如使用药物来控制内耳疾病、调整血压、治疗焦虑等。而中医学则通过针灸、推拿、草药等方式来调理身体，增强气血，改善头晕症状。

根据手诊定位，通过观察2线的特征来判断头晕，若2线起始端或中段出现大岛纹，则提示头晕，见图3-4-13。

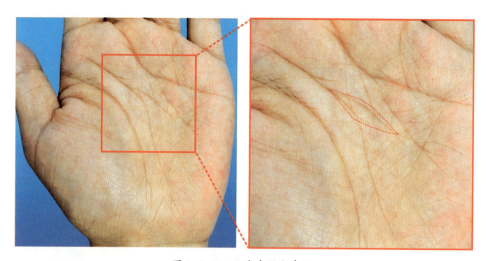

图 3-4-13　2 线中段大岛纹

## 三、失眠

失眠主要表现为入睡困难、睡眠维持障碍、早醒、睡眠质量下降和总睡眠时间减少。根据国际失眠学会的定义，失眠可分为短期和长期两种类型。短期失眠持续几天到几周，常因生活压力、焦虑或暂时的环境变化引起；而长期失眠则持续超过一个月，与潜在的心理或生理疾病有关。失眠的发生不仅与年龄、性别和生活方式有关，还与心理因素如焦虑、抑郁等也有关。西医治疗失眠主要依赖于药物和认知行为疗法。中医学认为，失眠的发生与肾阴阳失调、心肾不交、肝肾阴虚、脾肾两虚及金水不生等多种因素密切相关，故通过辨证施治，调和阴阳，能够有效改善失眠症状，促进患者的身心健康。

睡眠问题在手掌上的对应位置叫作休息区。休息区位于食指近端指节（靠掌节一侧）掌侧面及该段下方，休息区又分为失眠区、多梦区和疲劳困乏区。食指近端指间关节处掌侧面，叫失眠多梦区，把这个区域竖直平分，靠近拇指的区域是多梦区，靠近中指的是失眠区。食指掌指横纹以下，3 线以上的区域，是疲劳困乏区，见图 3-4-14、图 3-4-15、图 3-4-16、图 3-4-17。通过观察 2 线的特征也能判断睡眠质量。

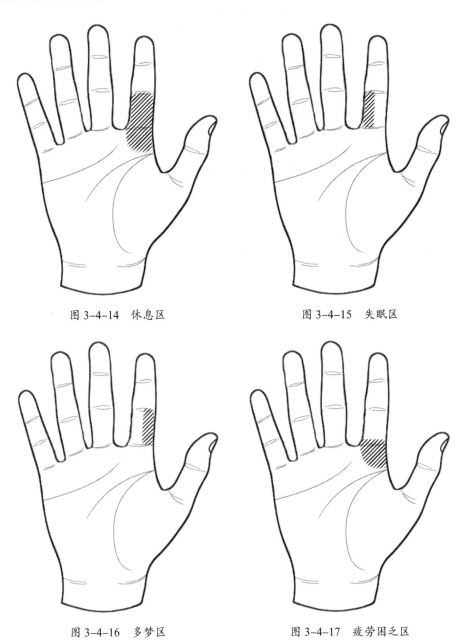

图 3-4-14　休息区　　　　　　　　　图 3-4-15　失眠区

图 3-4-16　多梦区　　　　　　　　　图 3-4-17　疲劳困乏区

（一）手诊表现

（1）青少年疲劳困乏区有浅浅的杂乱纹，提示多梦，女性多见。

（2）中老年人疲劳困乏区有明显的竖形掌纹，或此处有明显的"囗"形纹，"囗"形纹内又有"米"字纹，提示长期睡眠质量差，见图3-4-18。

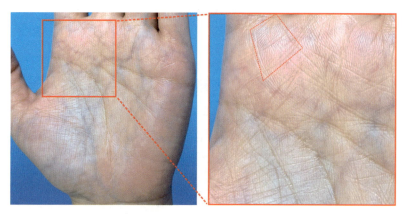

图 3-4-18　疲劳困乏区"囗"形纹

（3）青少年手掌有明显的波浪状放纵线，提示多梦、失眠或长期熬夜。

（4）2线延伸至乾位，提示睡眠质量差；2线进一步延长伸入乾位，其上有米字纹，提示神经衰弱；若同时出现3线末段有分叉，则进一步证实睡眠质量差。见图3-4-19。

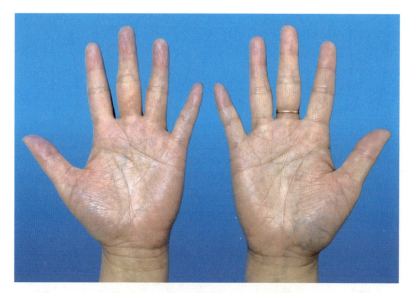

图 3-4-19　2线延伸至乾位、3线末段分叉

（5）掌中遍布红点和白点，提示近期睡眠质量差，见图3-4-20。

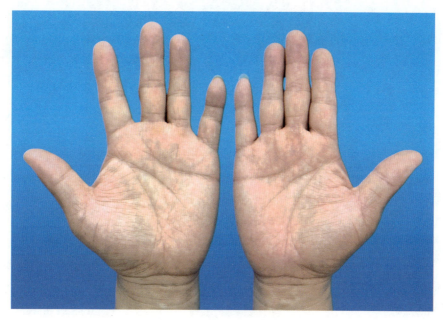

图3-4-20　掌中遍布红点和白点

（二）辅助诊断

（1）休息区表现为白色提示近期休息欠佳，棕色提示过去休息欠佳，且身体容易感到疲乏。如果既有白色斑点，又有棕色斑点，提示长时间休息欠佳。

（2）手腕横纹附近血络，提示存在睡眠问题。

（三）病案举例

**失眠**

例　患者，女，30岁，失眠，见图3-4-21。

（1）失眠相关手诊表现

❶左手失眠区存在棕色及白色斑点，右手失眠区存在白色斑点，提示失眠日久。

❷2线直接插入乾位且末段存在"十"字纹，提示神经衰弱，易有头痛，结合患者失眠表现，提示相关症状影响睡眠。

❸2线插入乾位的同时3线末段出现分叉，提示存在失眠。

❹疲劳困乏区存在较多干扰纹，提示平素疲劳，体力不足。

❺双手存在较多8线，提示睡眠较差，作息不规律。

❻腕横纹存在血络，提示失眠或存在妇科疾病。

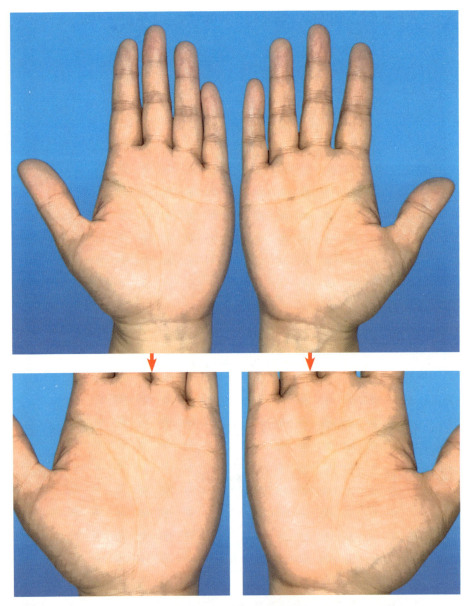

图 3-4-21　失眠患者手诊图

（2）其他阳性手诊表现

🟢右手 1 线为双线，提示多思虑，易影响脾胃功能。

🟢双手 1 线起始段存在羽状纹，提示呼吸系统功能较差。

🟢2 线、3 线起始段纹理杂乱，提示自幼脾胃功能较差。

🟢3 线末段存在岛纹，提示易患妇科疾病。

🟢3 线末段向桡侧延伸分叉，提示腰痛。

⑥ 存在断续的4线，提示脾胃功能差。

⑦ 2线、4线、5线围成三角状，提示易患冠心病。

⑧ 5线与1线、2线之间存在岛纹，且右手胃2区存在轮廓纹，提示可能存在胃下垂。

⑨ 存在9线，提示过敏体质。

⑩ 双手中指指间关节存在血络，易出现头晕。

⑪ 左手胆1区存在深红色斑点，右手胆1区存在亮白色斑点，双手胆2区色深、胆区色深，提示存在慢性胆囊炎疾患。

⑫ 肝大区存在岛纹，且2线、3线起点颜色较深，提示肝郁气滞。

⑬ 胃1区存在"□"形纹，提示慢性胃病。

## 四、脑血管病

脑血管病泛指脑部血管发生的各种疾病，临床中较为常见的是脑梗死和脑出血，具有发病率高、致残率高、死亡率高的特点。

如果能通过手诊在早期初步判断识别是否存在脑血管疾病隐患，就能够做到早发现、早治疗，降低发病率、减轻后遗症，对于临床诊疗具有重要意义。

手部中指近端指间关节的下方区域是头区的对应位置，该位置主要反映脑血管病的潜在问题，见图3-7-22。

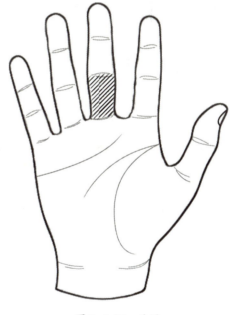

图3-4-22　头区

### （一）手诊表现

**1. 急性脑血管疾病**　2线短平（图3-4-23）或2线中断，或2线中段形成折角（图3-4-24），或拇指指甲短呈矩形（图3-4-25），以上均提示易患急性脑血管疾病。

**2. 腔隙性脑梗死**　头区根部出现棕色斑点，形状较圆，提示可能存在腔隙性脑梗死，图3-4-26。

**3. 脑出血**

（1）指甲有出血点，以及手指节横纹处血络浮露，见图3-4-27。

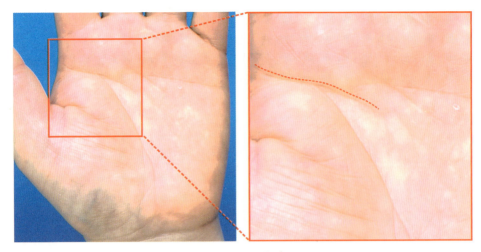

图 3-4-23 2 线短平

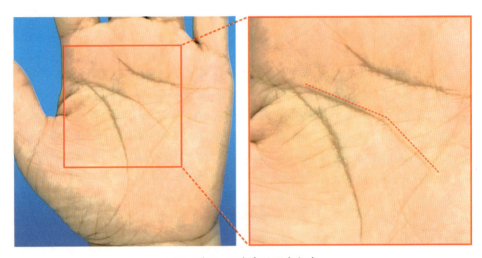

图 3-4-24 2 线中段形成折角

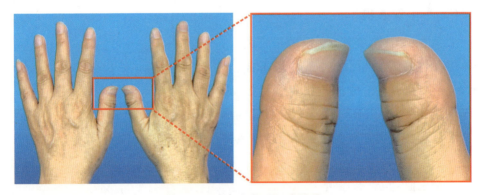

图 3-4-25 拇指指甲短呈矩形

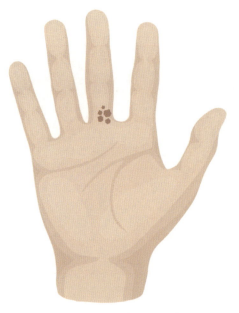

图 3-4-26　头区根部出现棕色斑点

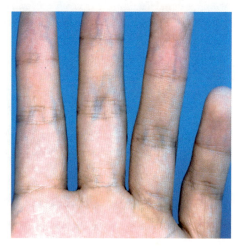

图 3-4-27　手指节横纹处血络浮露

（2）手掌鲜红，小鱼际部位色深，见图 3-4-28。

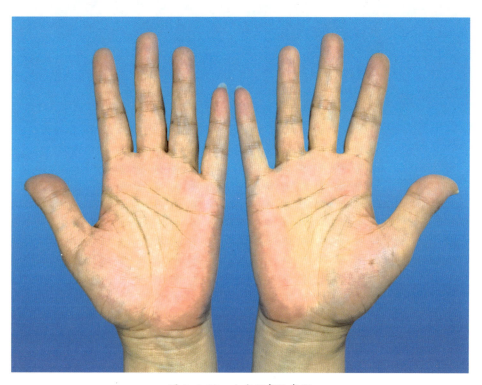

图 3-4-28　小鱼际部位色深

（3）3线突然截断消失不见或被干扰纹切断，见图3-4-29。

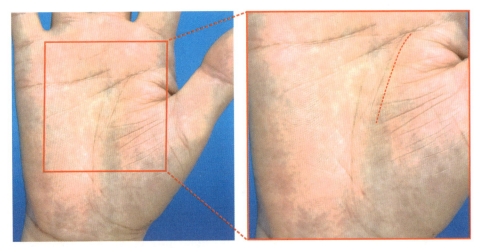

图 3-4-29　3 线突然截断消失不见

（4）拇指根部血络暴露，图 3-4-30。

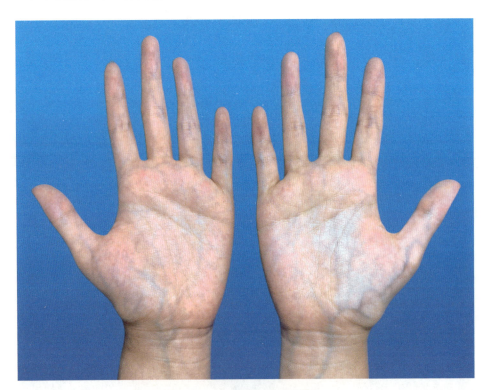

图 3-4-30　拇指根部血络暴露

（二）辅助诊断

**1.脑动脉硬化**

（1）头区部位出现相对较粗，甚至凸起的血络，且年龄超过 45 岁，提示脑动脉硬化，建议尽快前往医院检查，见图 3-4-31。

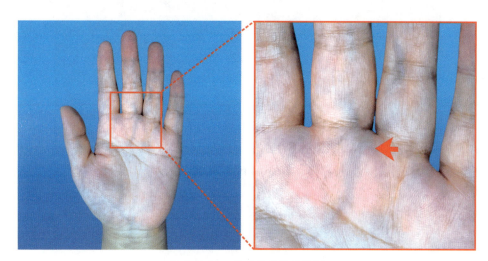

图 3-4-31　脑动脉硬化手诊图

注：头区部位出现相对较粗，甚至凸起的血络

（2）2 线有"米"字纹。

（3）血脂丘形成。

（4）拇指根部血络暴露。

（5）成年人拇指指甲甲面有一条不突出甲面的黑色纵线纹，见图 3-4-32。

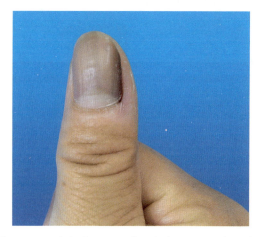

图 3-4-32　拇指指甲甲面有不突出甲面的黑色纵线纹

**2. 心脑血管疾病家族史**　3 线中下段分叉（图 3-4-33），2 线中段有"□"形纹（图 3-4-34），2 线缺失（图 3-4-35），均提示有心脑血管疾病家族史。

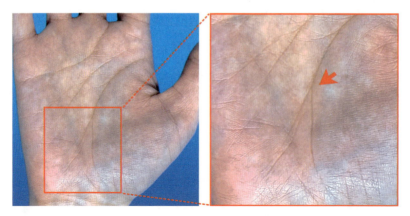

图 3-4-33　3 线中下段分叉

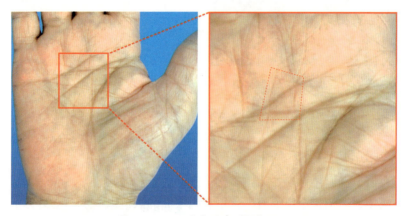

图 3-4-34　2 线中段有"□"形纹

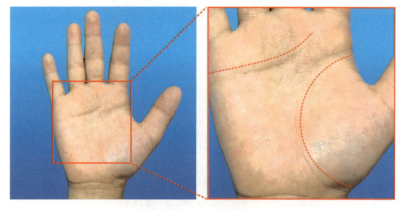

图 3-4-35　2 线缺失

**3.3 线中段有空白中断**　3 线中段有空白中断，提示在中断的 3 线对应年龄区域阶段内可能会发生脑卒中，需注意预防，见图 3-4-36。

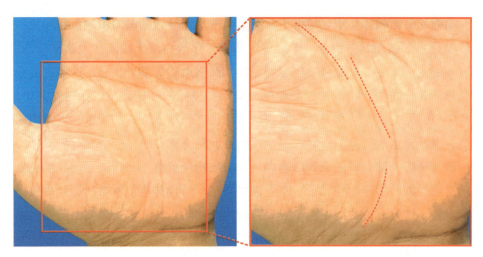

图 3-4-36　3 线中段有空白中断

**4. 指甲青紫**　指甲青紫，提示脑供血不足，见图 3-4-37。

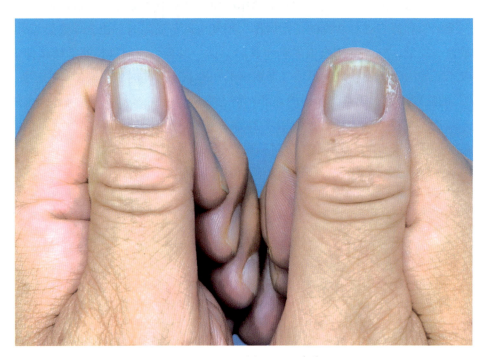

图 3-4-37　双手拇指指甲青紫

### （三）病案举例

#### 脑梗死

脑梗死是指脑部某个区域由于血液供应不足而导致的脑组织缺血和坏死。这种情况是由于脑动脉被血栓（即血块）堵塞，导致血液无法流向大脑某些部位。脑梗死的发生往往伴随着高血压、糖尿病、高脂血症等基础疾病，这些疾病会加速动脉硬化的进程，增加血栓形成的风险。脑梗死的临床症状包括突发的面部、手臂、腿部无力，尤其是身体一侧的无力感，言语不清或理解困难，视力模糊或失明，以及突然的头痛等。本病不仅影响患者的身体健康，还会导致如记忆力减退、语言障碍、偏瘫等一系列后遗症。对于脑梗死的治疗，西医学治疗脑梗死主要包括急性期的溶栓治疗和抗血小板聚集治疗。溶栓药物能够帮助打通被血栓堵塞的血管，恢复血流；而抗血小板聚集药物能够防止新的血栓形成。此外，康复治疗也非常重要，包括物理治疗、作业治疗和语言治疗等，都能帮助患者恢复功能，改善生活质量。

中医学对脑血管病的理解深植于"气血运行"的理论之中。中医学认为气血是构成生命活动的基本物质，气的推动作用使血液在脉道中流动，从而保证了全身各个组织和器官滋养功能的正常运作。当气血运行受阻时，便会导致局部组织的缺血、缺氧，在脑部则会引发脑血管病。这一过程可能通过长期的情绪抑郁、饮食不当等因素诱发，最终形成气滞血瘀的病理状态。同时，中医学理论还提到"火"的病理因素，通常与体内的热邪、情志失调等有关，火邪内生可导致血热，进一步加重"瘀"的表现，形成诸多脑部症状。治疗时以调和气血、活血化瘀、清热解毒等方法为主，能够有效应对脑血管病的发生与发展。

**例** 患者，女，61岁，脑梗死，有脑梗死家族史，见图3-4-38。

（1）脑梗死相关手诊表现

❶ 头区出现较粗、凸起的血络。

❷ 掌纹色深，全掌多血络和红白相间的斑点，提示气滞血瘀状态。

❸ 小鱼际色红、斑点较多，提示肠道积滞。

❹ 2线平直，中段形成折角，提示易患脑血管疾病。

❺ 2线中段有"□"形纹，提示脑血管病史或家族史。

❻ 双手川字掌，提示此人具有较强的领导能力和决策力，独立性强，性格急躁，易患心脑血管病。

（2）其他阳性手诊表现

❶ 1线末段分叉，右手1线分叉延伸至食指、中指间，提示易出现咽部不适。

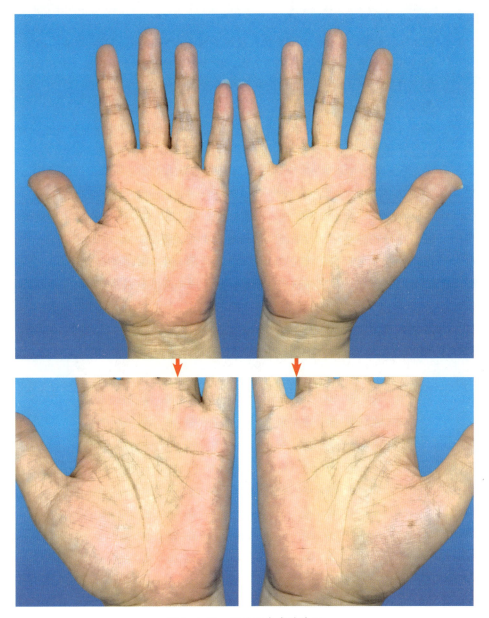

图 3-4-38 脑梗死患者手诊图

❷ 1 线存在下羽状纹，提示呼吸系统功能较差。

❸ 3 线起始段色暗，肝大区存在岛纹，提示肝郁气滞。

❹ 3 线末段分叉，向桡侧延伸，提示腰痛。

❺ 3 线末段存在岛纹，提示易患子宫肌瘤或肠道疾病。

❻ 双手存在断续 4 线，提示脾胃功能差，左手 4 线中部存在岛纹，提示易患

消化系统肿瘤。

**⑦** 2 线、4 线、5 线围成三角状，提示易患冠心病。

**⑧** 左手中指弯曲，右手存在双 7 线，提示颈椎病。

**⑨** 双手存在多条 8 线，提示消耗性疾病或糖尿病病史。

**⑩** 左手存在 9 线，提示过敏体质。

**⑪** 胃 1 区存在"□"形纹，胃 2 区存在"米"字纹，双手存在胃炎线，提示存在胃炎。

**⑫** 4 线与胃炎线呈直角，提示易出现消化道出血。

**⑬** 双手胆 1 区存在暗红色斑点，胆 2 区存在"△"形纹，提示慢性胆囊疾病。

**⑭** 双手肾区存在"△"形纹，提示可能存在肾损伤。

**⑮** 双手膀胱区存在岛纹及"△"形纹，提示存在泌尿系统疾病。

**⑯** 双手桡侧肺区存在红白相间斑点，提示肺部炎症性疾病。

# 运动系统疾病

运动系统疾病主要包括关节炎、颈椎病、腰椎病等。运动系统疾病在手诊观察区域主要包括两个部分：第一部分观察脊柱的手诊区，其位于手背中指根部至腕部的连线上，上 1/4 为颈椎对应的手诊区域，下 1/4 为腰椎对应的手诊区；第二部分观察大鱼际区域。

## 一、关节炎

关节炎泛指发生在人体关节及其周围组织的由炎症、感染、退变、创伤或其他因素引起的炎性疾病。关节炎的病因主要分为两大类：一种是退行性关节疾病，如骨关节炎，与年龄、关节的磨损、遗传因素有关；另一种是炎症性关节病，如类风湿关节炎，与免疫系统的异常反应有关。本病临床表现为对称性关节肿胀、晨僵等，而骨关节炎则常伴随关节活动时疼痛和僵硬。西医学对于关节炎的治疗方法多种多样，主要包括药物治疗、物理治疗以及手术治疗。

中医学认为关节炎为"痹证"，与正气亏虚，风寒、寒湿、湿热邪气闭阻筋骨、肌肉，导致关节处气血不通，不通则痛，症见关节疼痛与肿胀。除常用的中药汤剂内服治疗外，还可采用针灸、推拿和刮痧等方法刺激穴位和经络，帮助患者缓解疼痛，改善关节功能，还可将煎汤药剩下的药渣用布袋包裹起来，趁热敷在患处，同样可以起到缓解疼痛以及僵硬的作用。

手诊风湿区位于大鱼际根部下 1/3 处，不超过 3 线，见图 3-5-1。

### （一）手诊表现

（1）手指关节变形，呈竹节状，提

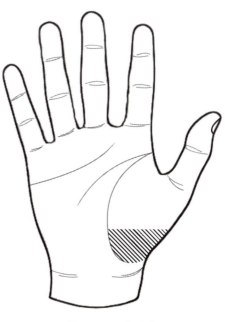

图 3-5-1　风湿区

示关节炎和关节退行性病变，见图 3-5-2。

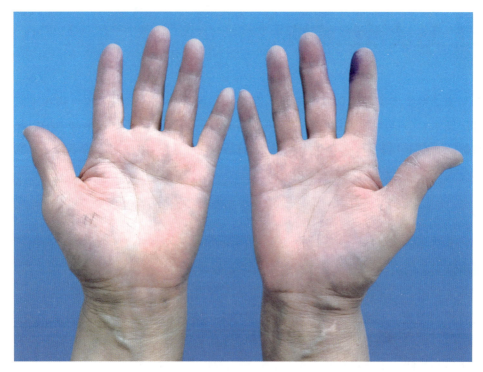

图 3-5-2　手指关节变形

（2）五指指节上有竖纹出现，竖纹越多颜色越深，提示关节炎越严重，见图 3-5-3。

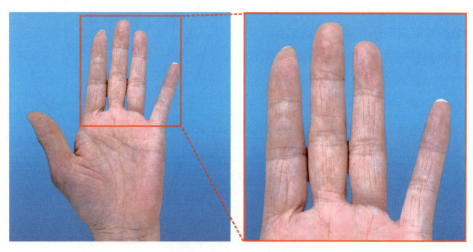

图 3-5-3　五指指节上竖纹

（3）腕横纹处迂曲脉络，向大鱼际延伸，提示风湿性关节炎，见图 3-5-4。

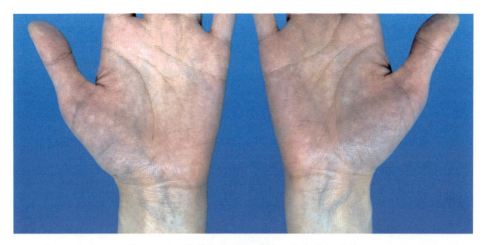

图 3-5-4　腕横纹处迂曲脉络，向大鱼际延伸

（4）手诊腕部出现血络凸起，提示风湿性关节炎，见图 3-5-5。

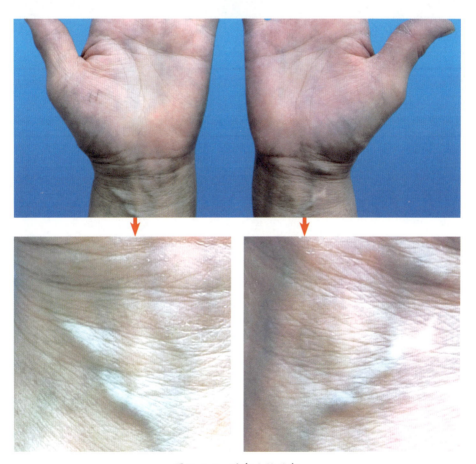

图 3-5-5　腕部血络凸起

## （二）辅助诊断

（1）风湿区大面积青色血络，提示风湿性关节炎、痛风，见图3-5-6。

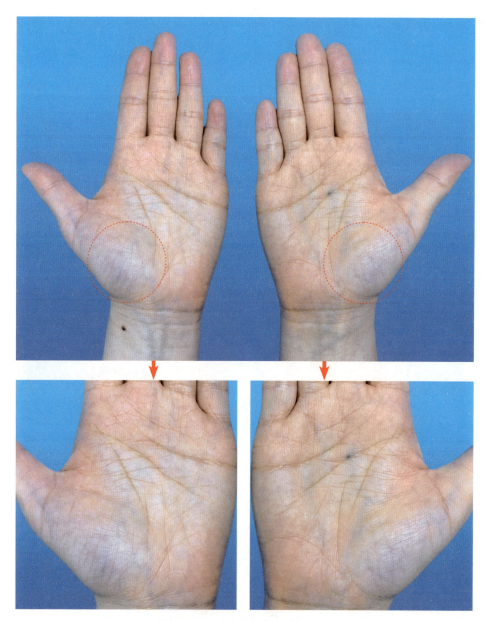

图3-5-6  风湿区大面积青色血络

（2）大、小鱼际肌肉松软凹陷，提示易患关节炎，见图3-5-7。

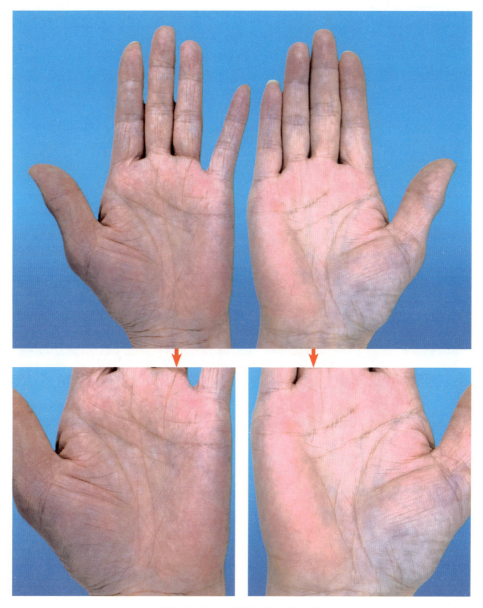

图 3-5-7　大鱼际肌肉松软凹陷

（3）3线末段分大叉，提示应预防关节炎，若同时伴有双手呈绸缎样光泽，提示关节炎信号明显，见图3-5-8、图3-5-9。

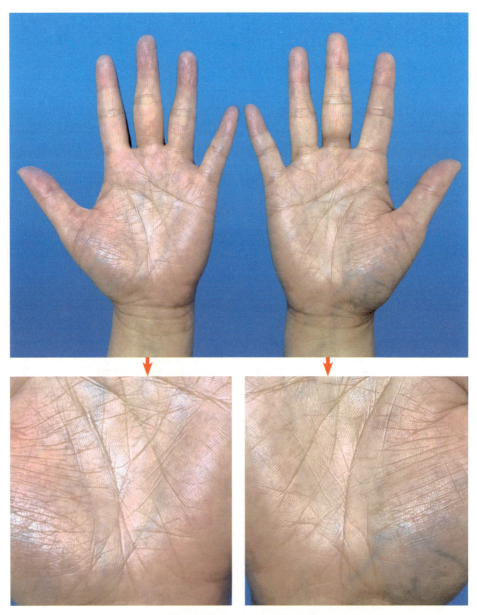

图 3-5-8　左手 3 线末段分大叉，伴有双手呈绸缎样光泽

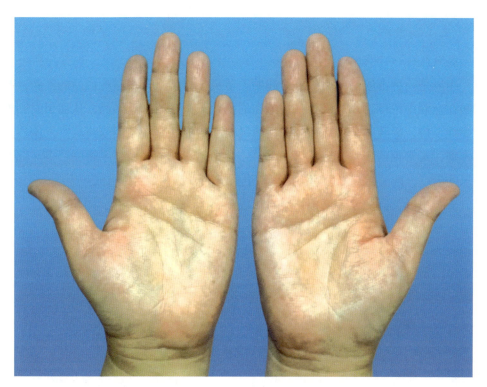

图 3-5-9　双手呈绸缎样光泽

（4）肝大区处 3 线有外挂的岛纹，提示患者肝郁气滞、肝血不足，易患痛风性关节炎，见图 3-5-10。

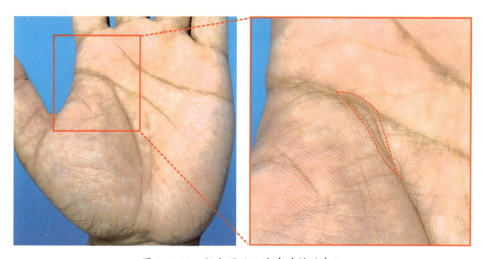

图 3-5-10　肝大区处 3 线有外挂的岛纹

## （三）病案举例

### 痛风结石

痛风是一种由尿酸代谢异常引起的关节炎。尿酸是体内嘌呤代谢的产物，当尿酸在血液中浓度过高时，会在关节和周围组织中形成针状结晶，从而引发剧烈的炎症反应，导致关节疼痛和肿胀。痛风典型的症状是在夜间或清晨突发剧烈关节疼痛，最常见的是大脚趾的第一关节，也可以影响膝关节、手指关节等。针对痛风的治疗，西医学是采用药物治疗和生活方式干预相结合的方式。

例　患者，男，52岁，痛风结石形成，手诊图见图3-5-11、图3-5-12。

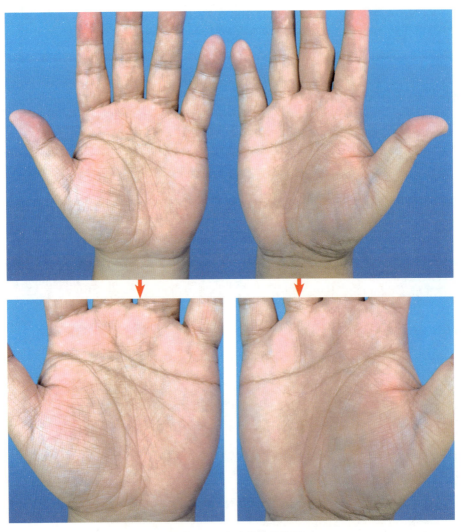

图 3-5-11　痛风患者手诊图

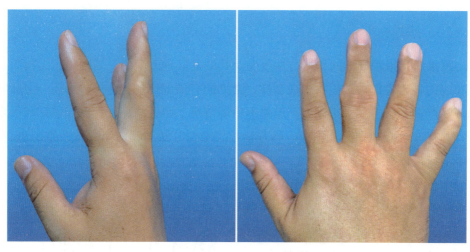

图 3-5-12　痛风患者指关节变形

（1）痛风相关手诊表现

① 手指关节变形，痛风结石形成。

② 五指腹上有竖纹出现。

③ 风湿区有大面积青色血络。

④ 3 线末段存在分叉。

⑤ 左手肝大区处 3 线存在外挂岛纹。

（2）其他阳性手诊表现

① 1 线末段存在分叉和羽状纹，同时咽喉区色深，提示鼻咽疾患。

② 2 线末段存在分支，提示易患头痛。

③ 3 线末段凹陷且分叉，分叉向桡侧延伸，提示腰痛。

④ 1 线、2 线间存在"十"字纹，提示心律不齐。

⑤ 2 线、3 线起点色深，且肝大区存在岛纹，提示肝郁气滞。

⑥ 胃 2 区色深，存在"十"字纹及褐色斑点，提示慢性胃病。

⑦ 大鱼际出现"口"形纹，提示心肌力量差，射血能力不足，结合患者 11 线浅短，提示可能存在性功能减退。

⑧ 前列腺区存在岛纹，3 线末段存在岛纹，提示前列腺肥大。

⑨ 右手酸区超过中指中线，提示易患高血压、脑出血、糖尿病等。

⑩ 双手尺侧肺区存在亮白色及褐色斑点，提示慢性肺病。

⑪ 双手拇指指根存在血络，提示易患心血管疾病。

⑫ 双手大鱼际存在血络，提示肠道积滞。

## 二、颈椎病

颈椎病是指颈椎椎间盘退行性改变及其继发病理改变累及周围组织结构而出现相应的临床表现，其症状表现多样，常见的有颈部疼痛、僵硬、头痛、上肢麻木等，严重时会出现手指无力、走路不稳等情况。西医治疗分为保守治疗和手术治疗，保守治疗包括药物治疗、物理治疗、牵引疗法等，对于症状严重的患者，手术治疗是必要的选项。

中医学认为颈椎病多因经络阻滞、气血运行不畅等引起，治疗上强调"调和阴阳"，通过改善气血运行、舒筋活络等方法来缓解症状。常用中医外治法如针灸、推拿、拔罐、刮痧、针刀等，均能取得较好的疗效。此外，通过辨证分型，以中药内服的方法也可调理脊柱和周围软组织，改善颈椎病的症状。

脊柱的手诊区位于手背中指根部至腕部的连线上，上 1/4 为颈椎的手诊区域，见图 3-5-13，除此之外，拇指及大鱼际的背侧也可用于诊断脊柱相关疾病。

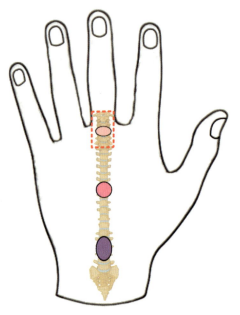

图 3-5-13　颈椎手诊区

### （一）手诊表现

（1）手背中指掌骨端对应第七颈椎，此处触及小凹坑，提示颈椎劳损与局部缺钙；触及豆状硬结，提示颈椎增生，靠近拇指为左侧，靠近小指为右侧，以此判断增生位置。

（2）从患者手背中指掌骨向手腕方向轻刮推，若靠手指方向存在砂石样不平感觉，提示颈椎增生。

（3）用力握拳时医者用拇指指尖压患者拳背中指和无名指之间凹沟处，有筋样弹力，提示颈椎病，若在按压时有向肩臂部放射的麻痛感，提示颈椎病较为严重。

### （二）辅助诊断

（1）中指第一指节歪斜，提示既往有颈椎病病史，见图 3-5-14。

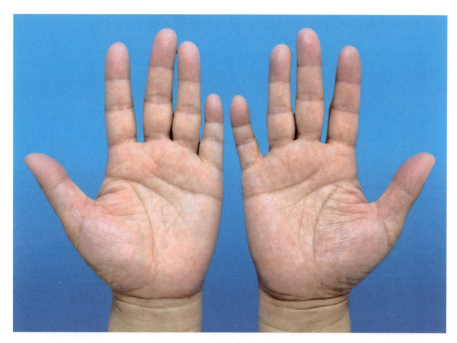

图 3-5-14　中指第一指节歪斜

（2）手背、关节颜色均发暗，提示颈椎、腰椎等关节的寒湿，见图 3-5-15。

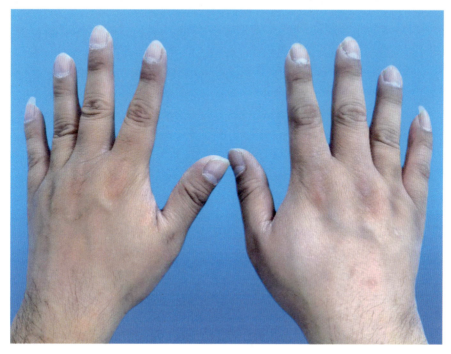

图 3-5-15　手背、关节颜色均发暗

（3）拇指与大鱼际背侧血络显露，提示脊柱相关疾病，见图 3-5-16。

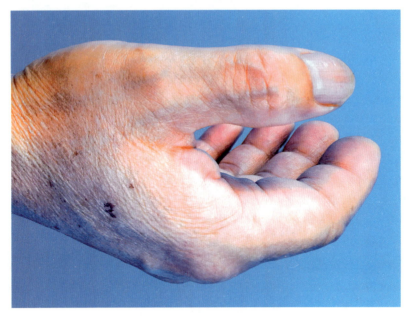

图 3-5-16　拇指与大鱼际背侧血络显露

（4）小指指节向桡侧弯曲，提示脊柱可能存在病变，见图 3-5-17。

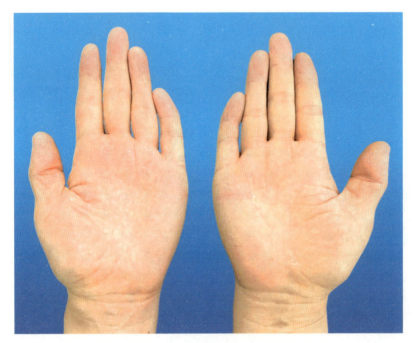

图 3-5-17　小指指节向桡侧弯曲

### 三、肩周炎

肩周炎，也称为五十肩、漏肩风、冻结肩。肩周炎临床表现为肩部渐进性疼痛，在夜间和劳累后加重，以及肩关节活动受限，难以完成抬手、穿衣、梳头等日常动作。本病西医治疗包括药物治疗和物理治疗（热敷、冰敷、超声波治疗等），帮助改善肩关节的血液循环，缓解疼痛和僵硬。手术治疗则为严重肩周炎的最后选择。

中医学认为肩周炎多由气血不足，营卫不固，风、寒、湿等邪气侵袭肩部经络，导致筋脉收引，气血运行不畅而成。中医对于肩周炎的治疗更注重整体调理和个体差异，可以通过针灸、火针、推拿、拔罐等中医外治法帮助疏通经络、活血化瘀，从而缓解疼痛。

手诊中，肩周区位于手掌上部两侧，食指掌指关节下方桡侧为左肩，小拇指掌指关节下方尺侧为右肩。若手诊肩区出现血络，提示肩周炎，见图3-5-18。

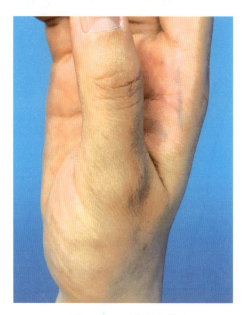

图 3-5-18　肩区血络

### 四、腰椎病

西医学上所讲的腰椎病，涵盖了"腰椎间盘突出、腰椎骨质增生、腰肌劳损、腰椎退行性病变、腰椎结核"等疾患。这些病变与年龄、遗传、姿势不良、过度劳累等因素有关，长期久坐的姿势会让腰椎承受的压力增加，导致腰椎病的发生。腰椎病常见的症状包括：腰痛，为自觉持续性钝痛，疼痛程度可以忍受；腰部活动受限，大部分患者可出现弯腰时疼痛加剧、起坐困难等症状；下肢部位放射性疼痛，主要表现为大腿及小腿后侧放射性刺痛或麻木感；间歇性跛行，患者开始走路时症状不明显，行走一段路程后出现腰酸腿疼、下肢麻木等症状，休息片刻后症状缓解或消失，可继续行走。在治疗方面，中西医结合的方法往往能够取得良好的效果。西医常采用药物、物理治疗和手术等手段，而中医则通过针灸、推拿和中药来缓解症状和改善功能。

腰部的手诊区位于无名指和小指的下方，接近1线的上方，无名指下方为左腰，小指下方为右腰。除此之外，自手背中指根部至腕部的连线，下 1/4 作为腰椎对应的手诊区，见图 3-5-19。

### （一）手诊表现

（1）自手背中指根部至腕部的连线，下 1/4 区域，肌腱有凸起或相应部位皮肤有暗黄棕色斑点，提示腰椎骨质增生，见图 3-5-20、图 3-5-21。

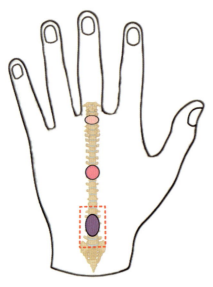

图 3-5-19　腰椎手诊区

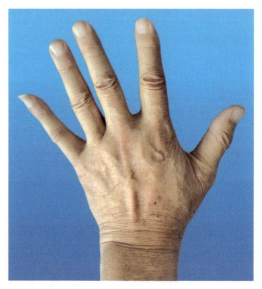

图 3-5-20　腰椎手诊区肌腱变化

注：自手背中指根部至腕部的连线，下 1/4 区域，肌腱有凸起

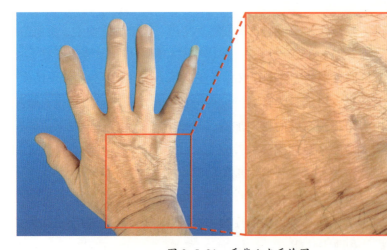

图 3-5-21　手背斑点手诊图

注：自手背中指根部至腕部的连线，下 1/4 区域，肌腱有凸起，伴有相应部位皮肤暗黄棕色斑点

（2）3线末段有分叉或伴有11线下弯走到掌心，提示腰痛，见图3-5-22。

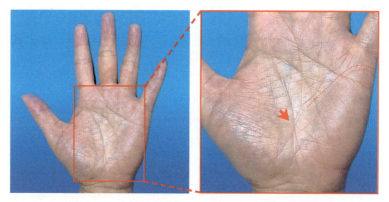

图3-5-22　3线末段有分叉，伴有11线下弯走到掌心

（3）3线末段线上或线内侧有小凹坑，提示腰椎间盘突出症，见图3-5-23。

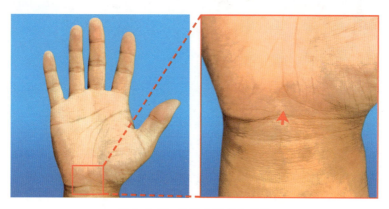

图3-5-23　3线末段有小凹坑

（4）拇指掌指关节出现血络，提示腰痛，见图3-5-24。

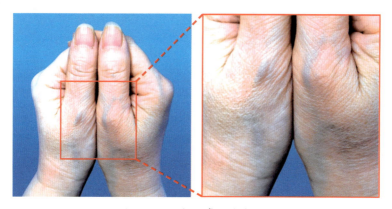

图3-5-24　拇指掌指关节血络

（5）大鱼际凹陷，提示腰椎病变。

（二）辅助诊断

大鱼际下方赤白肉际处血络较多，提示腰部寒凉血瘀，易患腰椎病，见图 3-5-25。

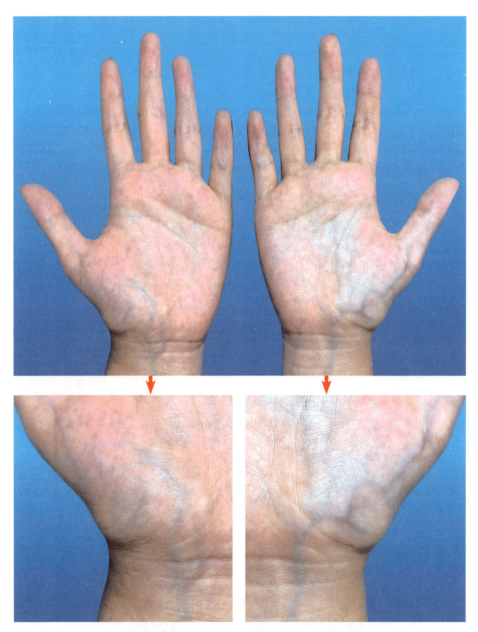

图 3-5-25　大鱼际下方赤白肉际处血络较多

# 循环系统疾病

循环系统是分布于全身各部的连续封闭的管道系统，它包括心血管系统和淋巴系统。循环系统最常见的疾病是心脏疾病，循环系统疾病在手诊观察区域主要为手掌大鱼际处。

## 一、心脏病

心脏病是心脏疾病的总称，包括冠状动脉粥样硬化性心脏病（冠心病）、风湿性心脏病、先天性心脏病、心肌炎等。其中冠心病较为多见，动脉粥样硬化是冠心病发生的主要原因，其次，高血压、糖尿病、吸烟、肥胖和不良饮食习惯等都是重要风险因素。值得注意的是，冠心病的早期症状并不明显，因此定期体检尤为重要。西医学常用抗血小板药、降脂药等缓解症状，改善心脏供血情况。在病情严重的情况下，则需要进行冠状动脉介入治疗或搭桥手术来恢复血流。

心肌梗死是心脏疾病死亡的主要原因，此为冠状动脉中的动脉粥样硬化斑块破裂，导致血栓形成，进一步阻塞了心脏的血液供应。临床表现为胸痛、胸闷、气促，甚至伴随恶心、出汗等症状。

中医学认为心脏病多属"胸痹""心悸"的范畴，气虚血瘀是心血管疾病发病的本质，各种疾病的发生以及年龄的增长，导致气血亏损，气虚推动血行无力，形成瘀血阻滞，形成"虚实夹杂""气虚血瘀"的局面。治疗以益气活血为主要原则，调理整体脏腑功能。

心脏的手诊部位包括两大部分：第一部分是手掌大鱼际处，拇指呈45°展开位，以拇指平分线顺直沿线为界，桡侧代表左心，尺侧代表右心，上2/5为心房，下3/5为心室；第二部分是明堂区2线以上的区域。心脏手诊区见图3-6-1。

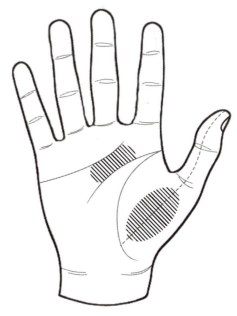

图3-6-1　心脏区

### （一）手诊表现

**1. 无症状或心绞痛型冠心病**

（1）拇指根血络凸起、扭曲，大鱼际有暗红色斑点，见图 3-6-2。

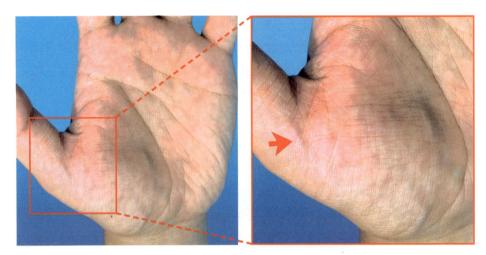

图 3-6-2　拇指根血络凸起、扭曲，大鱼际有暗红色斑点

（2）手形方，手指短，呈鼓槌状，见图 3-6-3。

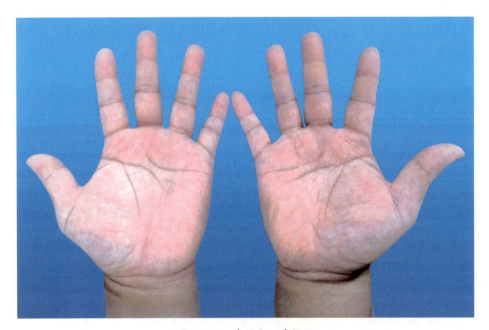

图 3-6-3　手形方，手指短

（3）方庭有"十"字纹，2线末段形成"米"字纹，见图3-6-4。

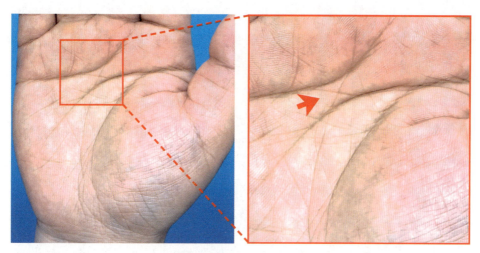

图3-6-4　方庭"十"字纹

（4）2线、4线、5线围成三角状，见图3-6-5。

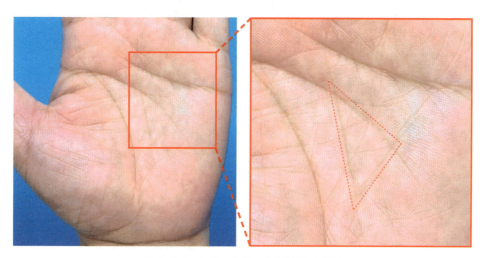

图3-6-5　2线、4线、5线围成三角状

（5）明堂区2线以上处出现凹陷，见图3-6-6。

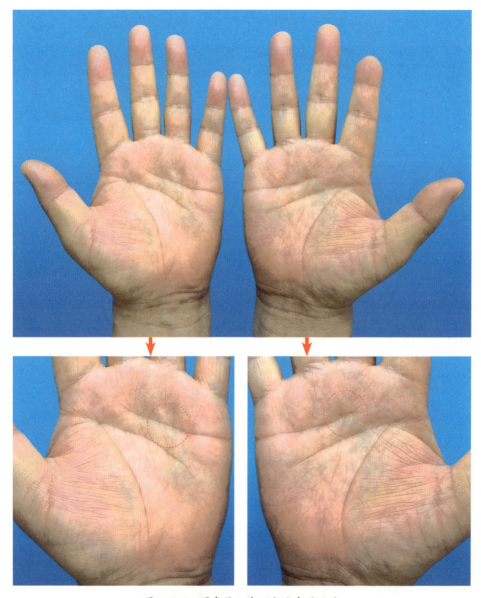

图 3-6-6　明堂区 2 线以上处出现凹陷

**2. 心肌梗死型冠心病**

（1）3 线末段有"米"字纹，见图 3-6-7。

（2）拇指根和内关血络凸起、扭曲、紫暗。

（3）大鱼际有暗红斑点。

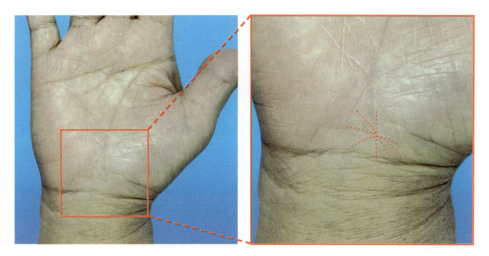

图 3-6-7　3 线末段有 "米" 字纹

### 3. 慢性肺源性心脏病

（1）1 线上有 6 线切过。

（2）2 线有深的 "十" 字纹或岛纹。

（3）3 线有 6 线切过，在 2 线中段有 "口" 形纹，见图 3-6-8。

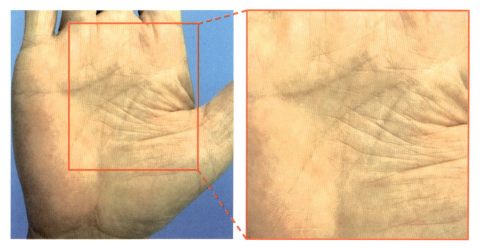

图 3-6-8　3 线有 6 线切过，2 线中段 "口" 形纹

（4）4 线上有岛纹出现，并连接 1 线，见图 3-6-9。

（5）手掌呈四方形，棱角分明，手指呈鼓槌状，手部可见血络显露。

（6）手部肌肉隆起松软无力。

（7）掌色淡紫、紫蓝、紫红色。

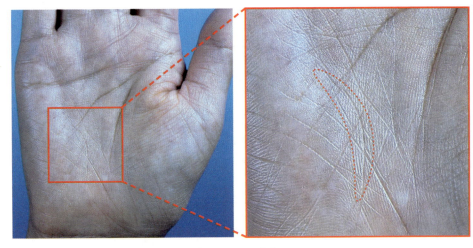

图 3-6-9　4 线岛纹

## （二）辅助诊断

（1）双手心区同时出现暗红色斑点，提示心脏病隐患尚未发作，但为较危险的一种信号，应该尽快前往医院检查。

（2）内关穴附近有血络凸起、扭曲，多见于心肌缺血，如血络扭曲且呈紫色，提示冠心病近期有发作趋势。

（3）耳垂有横切纹，印堂有横纹，提示心脏病高危。

（4）舌下血络曲张，提示心脏病高危。

（5）大鱼际有大面积"□"形纹，提示心肌力量差，射血能力不足，见图3-6-10。

（6）出现桥贯掌（有完整的 1 线、2 线），提示心功能不全，见图 3-6-11。

（7）通贯掌上在中指、无名指下存在小岛纹，提示心肺有器质性病变，见图3-6-12。

（8）2 线短平或中断，易突发心血管疾病。

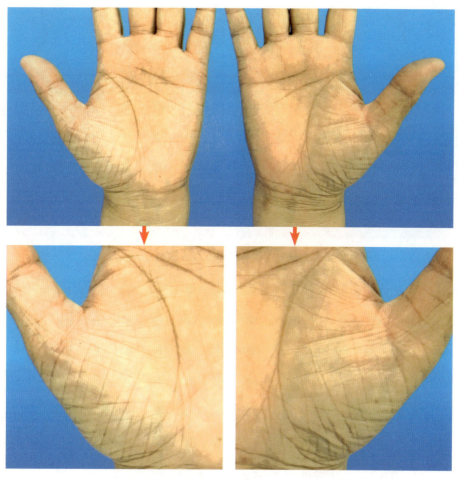

图 3-6-10　大鱼际有大面积"□"形纹

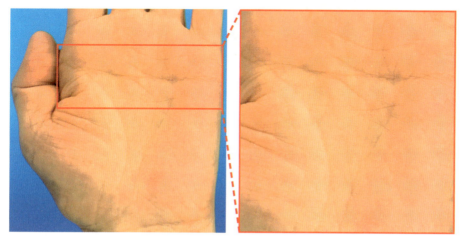

图 3-6-11　桥贯掌（有完整的 1 线、2 线）

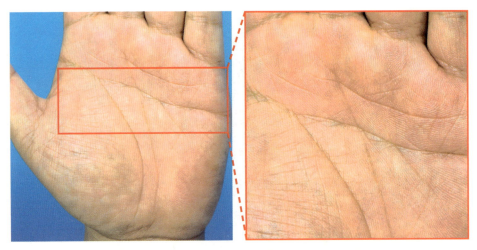

图 3-6-12　通贯掌上在中指、无名指下存在小岛纹

## （三）病案举例

### 冠状动脉粥样硬化性心脏病

**例**　患者，男，33岁，冠状动脉粥样硬化性心脏病，手诊图见图3-6-13。

（1）冠心病相关手诊表现

❶ 拇指根血络凸起、扭曲，大鱼际有暗红色异常点。

❷ 右手2线、4线、5线围成三角状。

❸ 左手明堂区2线以上处出现凹陷。

❹ 内关穴附近存在血络凸起且扭曲，提示心肌缺血。

❺ 大鱼际存在大面积"□"形纹，提示心肌力量差，射血能力不足。

（2）其他阳性手诊表现

❶ 双手1线为双线，提示多思虑。

❷ 2线、3线起始段纹理杂乱，提示自幼脾胃功能较差。

❸ 2线、3线起始段颜色偏深，3线上存在岛纹，提示肝郁气滞。

❹ 2线中部存在分叉，提示易出现头晕、头痛。

❺ 3线末段存在向桡侧延伸的分支，提示腰痛。

❻ 双手存在10线，提示近期情绪不佳。

❼ 中指近端指间关节存在血络，提示头晕。

❽ 头痛区存在褐色、白色斑点及血络，提示头痛。

❾ 双手鼻区存在鲜红色斑点，提示慢性鼻炎发作期。

❿ 尺侧肺区存在红白相间斑点，提示肺部炎症。

⓫ 失眠区存在较多暗斑，提示失眠。

⓬ 大鱼际下部分存在垂直于赤白肉际的血络，提示肠道积滞。

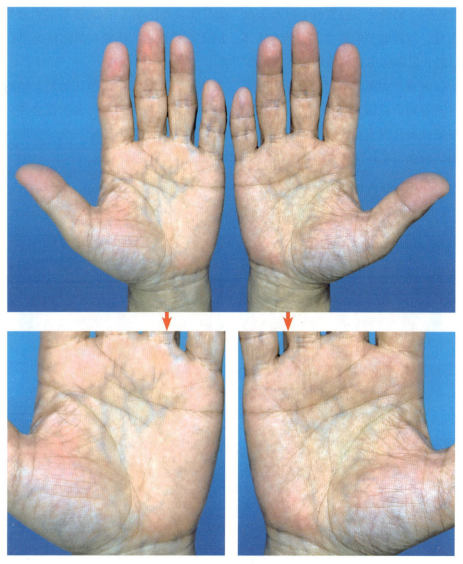

图 3-6-13　冠状动脉粥样硬化性心脏病患者手诊图

## 二、贫血

贫血是指血液中的红细胞数量或血红蛋白浓度低于正常范围，导致身体组织供氧不足。正常成年男性的血红蛋白水平低于120g/L，女性低于110g/L，即可诊断为贫血。贫血的临床表现多种多样，如乏力、皮肤苍白或泛黄、眼睑黏膜苍白、头昏、耳鸣、眼花、注意力不集中、食欲减退、恶心等。贫血的主要原因包括营养不良（如缺铁、缺乏维生素 $B_{12}$ 和叶酸）、慢性病（如肾脏疾病、癌症等）、遗传性疾病（如镰状细胞贫血）以及失血（如月经、外伤等）。本病根据病因分为多种类型，每种类型的贫血都有治疗方案，因此在确诊后，需根据具体情况进行鉴别诊断，以确保患者选择最合适的治疗方案。

贫血属于中医学中"虚劳""虚损""血虚"等范畴，中医学认为，人体的气血是营养物质被摄入身体后，经过脾胃运化而成，所以脾胃是气血生化之源，脾胃好则气血化源充足，脾胃虚弱运化失职则气血生化乏源，导致贫血。在治疗时认为，补血当先补气，并适当配伍强健脾胃和温阳补肾之品。

### （一）手诊表现

（1）掌色和手指呈黄色，见图3-6-14。

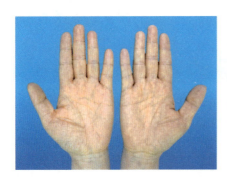
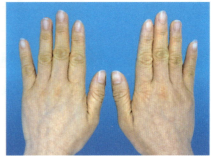

图3-6-14　掌色和手指呈黄色

（2）指甲、掌心苍白，艮位青白，掌部血络浮现。

（3）3线浅、短，或有锁链状分支，多有干扰纹切过，在末段常有大的岛纹，见图3-6-15。

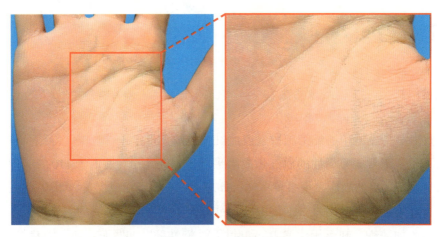

图3-6-15　3线浅、短

（4）2线上有岛纹或"十"字纹或分支。

（5）指腹出现竖纹，见图3-6-16。

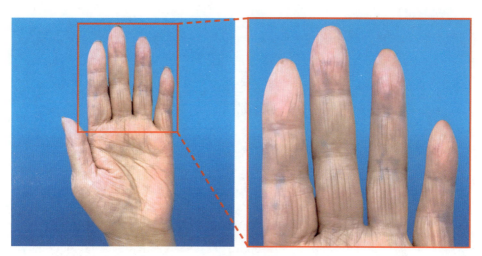

图 3-6-16　指腹出现竖纹

## （二）辅助诊断

（1）面色苍白，半月痕消失，指甲白如枯骨，按压指甲后回血慢，见图3-6-17。

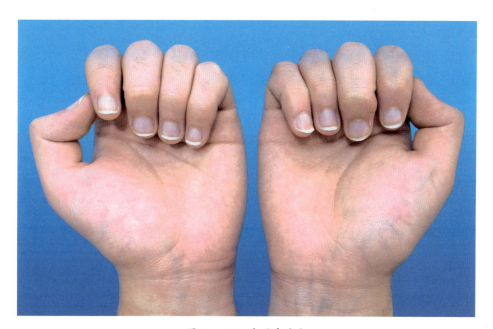

图 3-6-17　半月痕消失

（2）指甲营养不良，提示肝血不足。肝主筋，爪为筋之余，肝血不足则爪甲不荣。同时会见到关节疼痛、弹响，视物模糊，脱发、白发，记忆力差等血虚症状，见图 3-6-18。

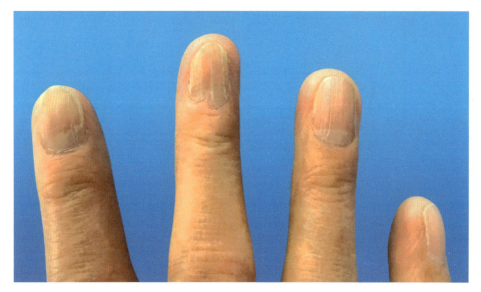

图 3-6-18　指甲营养不良

### （三）病案举例

**贫血**

**例**　患者，男，11 岁，贫血，手诊图见图 3-6-19。

（1）贫血相关手诊表现

❶ 掌色和手指呈淡黄色。

❷ 指甲、掌心苍白，艮位青白，掌部血络浮现。

❸ 3 线浅、短，有多条干扰纹切过。

❹ 2 线上存在狭长岛纹及 "十" 字纹。

（2）其他阳性手诊表现

❶ 1 线起始段存在锁链纹，中后段存在下羽状纹，提示呼吸系统功能较差。

❷ 1 线末段向食指、中指指间延伸，提示易患咽喉疾病。

❸ 左手 2 线、3 线起始段纹理杂乱，提示脾胃功能较差。

❹ 右手 2 线起始段上抬，双手肝大区扩大，提示性格急躁。

❺ 双手存在寸断 4 线，提示脾胃功能较差。

❻ 双手存在 9 线，提示易患过敏性疾病。

❼ 左手 11 线末段向下延伸，右手 11 线浅短，提示肾气不足。

❽ 双手桡侧肺区存在 "#" 纹，提示肺部疾病。

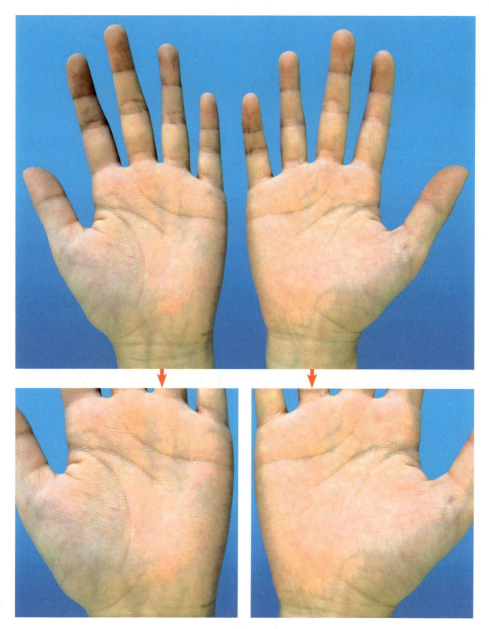

图 3-6-19　贫血患者手诊图

内分泌系统常见疾病包括糖尿病、甲状腺功能亢进症、甲状腺功能减退症等。内分泌系统疾病在手诊观察区域主要在乾位。内分泌系统疾病涉及手诊区域见图3-7-1。

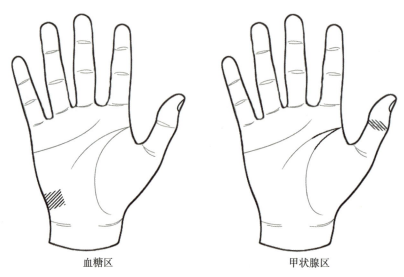

血糖区                                                甲状腺区

图3-7-1　内分泌系统疾病涉及手诊区域

## 一、糖尿病

糖尿病是一种以高血糖为特征的代谢性疾病，主要由于胰岛素分泌不足或胰岛素作用不足，或两者兼有所导致的，以高血糖为标志的慢性疾病，临床表现为多饮、多尿、多食和体重下降。现代社会糖尿病的高发与生活方式的变化、饮食结构的西化、缺乏锻炼等因素息息相关。糖尿病不仅影响患者的身体健康，还可导致多种并发症，如心血管疾病、肾脏病、视网膜病变等，这些并发症会严重影响患者的生活质量，甚至危及生命。西医学治疗糖尿病主要依赖药物如胰岛素等，以控制血糖水平。

中医学认为糖尿病属于"消渴"范畴，与阴津亏耗、燥热偏胜等因素有关。治疗以清热润燥，养阴生津为治疗原则，通过辨证施治，以中药内服等方法改善患者的整体健康状态。

手诊中血糖区位于小鱼际下 1/3 处，不超过无名指竖直平分线，见图 3-7-2。

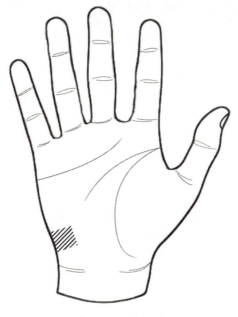

图 3-7-2　血糖区

## （一）手诊表现

（1）血糖区有 8 线，提示易患糖尿病，见图 3-7-3。

（2）十指端颜色深红，见图 3-7-4。

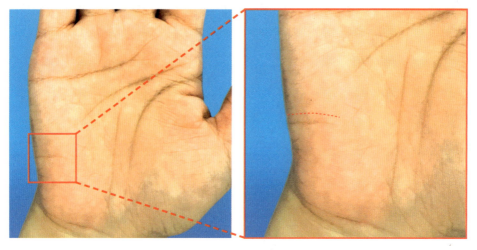

图 3-7-3　8 线

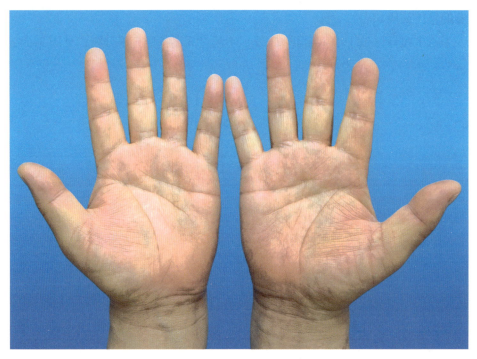

图 3-7-4 十指端颜色深红

（3）血糖区有散在淡红色斑点，见图 3-7-5。

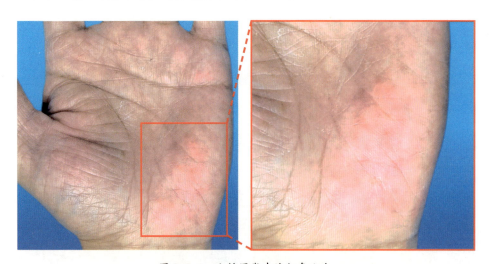

图 3-7-5 血糖区散在淡红色斑点

（二）辅助诊断

（1）半月痕粉红，边缘不清，见图 3-7-6。

（2）手汗黏性大，大腿酸痛。

（3）糖尿病严重者出汗时，可闻到烂苹果味。

### （三）病案举例

**糖尿病**

**例** 患者，男，52岁，糖尿病，手诊图见图3-7-7。

（1）糖尿病相关手诊表现

左手存在多条深8线。

（2）其他手诊阳性表现

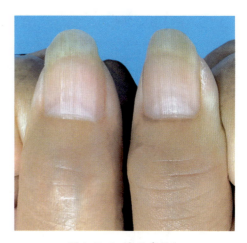

图3-7-6 半月痕粉红

❶ 左手1线延伸至食指、中指间，

右手1线末段存在与1线平行的咽炎线，提示易患咽喉疾病。

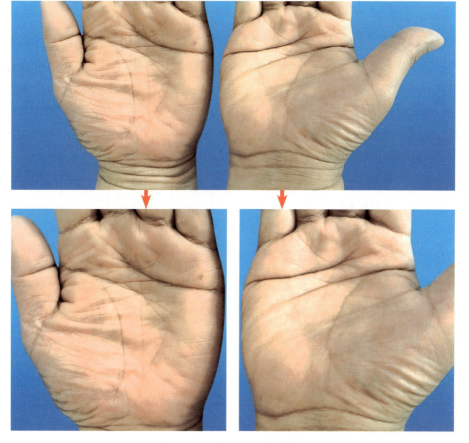

图3-7-7 糖尿病患者手诊图

②1线、2线间存在"十"字纹，提示存在心律不齐。

③2线平直，中部存在岛纹，提示存在脑血管疾病。

④2线末段分叉，提示易出现头晕头痛。

⑤2线、3线起始段纹理杂乱，提示自幼脾胃功能较差。

⑥3线末段存在分叉，且向桡侧延伸，提示腰痛。

⑦双手存在4线，提示慢性疾病。

⑧双手2线、4线及5线于掌中部围成三角形，提示冠心病。

⑨双手存在9线，提示易患过敏疾病。

⑩右手存在10线，提示近期情绪不佳。

⑪11线末段向下延伸，提示肾气不足。

⑫中指近端指间关节及其下方存在血络，提示头晕头痛。

⑬双手存在胃炎线，提示存在慢性胃病。

⑭大鱼际存在格子纹，提示心脏功能较差。

## 二、甲状腺功能亢进症

甲状腺功能亢进症是指甲状腺分泌的甲状腺激素（如甲状腺素 $T_4$ 和三碘甲状腺原氨酸 $T_3$）过多，导致机体代谢加速的一种病证，简称甲亢。甲亢严重者可出现甲状腺危象、甲亢性心脏病、甲亢性肌病等。甲亢症状多种多样，包括体重减轻、心悸、焦虑、出汗增多、手颤、月经不规律等。针对甲亢的治疗，西医常用抗甲状腺药物来抑制甲状腺激素的合成，或通过放射性碘破坏部分甲状腺组织来降低激素分泌。对于部分患者，可以选择手术切除部分或全部甲状腺。

甲亢属于中医学"瘿病"范畴，与脏腑功能失调、气血不足、情志因素等有关。治疗方面，中医学主要采用调理阴阳、疏肝解郁、补气养血等方法，通过辨证分型，以中药内服等手段缓解症状并改善患者的整体健康状况。无论是西医还是中医，治疗甲亢的关键在于早发现、早诊断、早治疗。

甲状腺区位于2线和3线的上段区域，以及大拇指指间关节掌面，见图3-7-8。

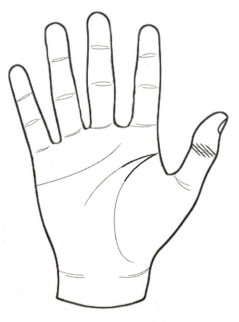

图 3-7-8　甲状腺区

## （一）手诊表现

（1）掌色暗、青、红不均，见图3-7-9。

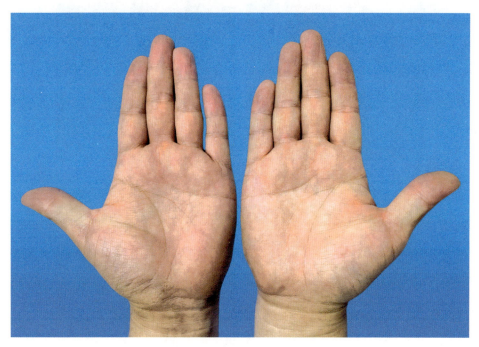

图3-7-9　掌色暗、青、红不均

（2）2线和3线的上段呈羽状纹、岛纹，或有6线切过，见图3-7-10。

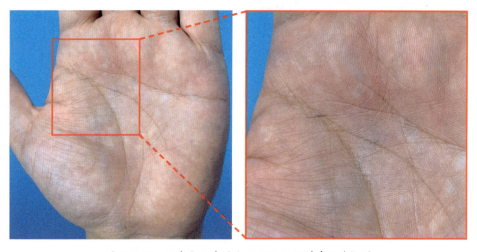

图3-7-10　2线和3线的上段呈羽状纹并有6线切过

（3）食指与中指缝下方有暗红色异常点，见图 3-7-11。

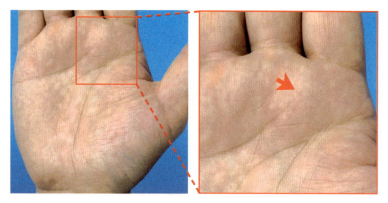

图 3-7-11　食指与中指缝下方有暗红色异常点

（4）9 线中央有小岛纹，见图 3-7-12。

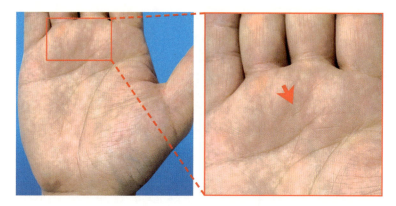

图 3-7-12　9 线中央有小岛纹

（5）大拇指指关节掌侧可见阳络或鼓大，见图 3-7-13。

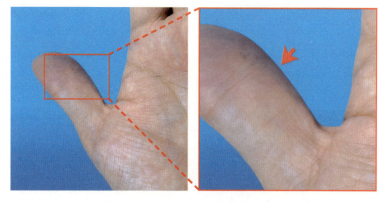

图 3-7-13　大拇指指关节掌侧鼓大

（二）病案举例

甲状腺功能亢进症

例1　患者，男，29岁，甲状腺功能亢进症，手诊图见图3-7-14。

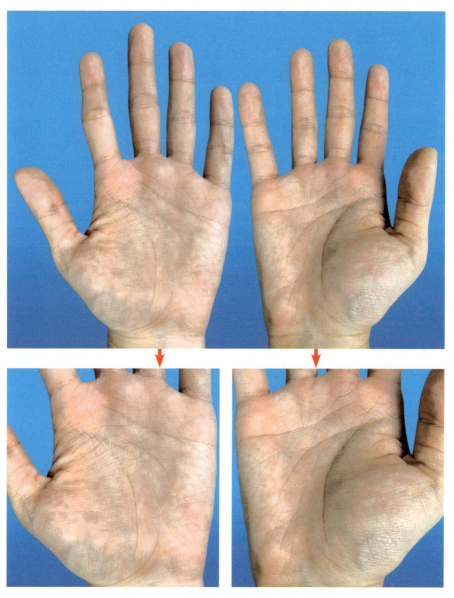

图3-7-14　甲状腺功能亢进症患者手诊图

（1）甲状腺功能亢进症相关手诊表现

❶2线和3线的起始段存在羽状纹、岛纹，伴有6线切过。

❷右手食指指根下存在暗红色斑点。

❸左手 9 线中央存在岛纹。

❹大拇指指关节掌侧存在阳络。

❺小鱼际处红白斑点较多。

❻整体手指消瘦，关节较大。

（2）其他阳性手诊表现

❶1 线起始段存在羽状纹，中部存在锁链纹，提示呼吸系统功能较差。

❷1 线无名指下存在岛纹，提示近视或散光。

❸左手 1 线上与中指间存在咽炎线，提示易患咽炎。

❹1 线、2 线间存在"十"字纹，提示存在心律不齐。

❺2 线、3 线起始段颜色较深，肝大区存在岛纹，提示易肝郁气滞。

❻左手存在多条 8 线，提示作息不规律或有糖尿病家族史。

❼双手存在 9 线，提示存在过敏性疾病。

❽双手存在较浅 10 线，提示近期或曾经情绪不佳。

❾鼻区颜色偏红，结合 9 线，提示存在过敏性鼻炎。

❿胃 1 区存在格子纹，胃 2 区色深，3 线内侧色深，提示脾胃寒凉。

例 2　患者，男，42 岁，既往有甲状腺功能亢进症、慢性胃炎，手诊图见 3-7-15。

（1）甲状腺功能亢进症相关手诊表现

❶掌色青、红不均，小鱼际偏红。

❷2 线、3 线上段呈羽状纹，存在岛纹。

❸右手 2、3 指间下方有暗红色斑点。

❹右手 9 线中间可见较完整的岛纹。

❺手消瘦，拇指指关节鼓大且可见阳络。

（2）其他阳性手诊表现

❶1 线存在锁链纹及下羽状纹，提示呼吸系统功能较差。

❷左手 1 线末端延伸至指蹼缘，右手存在咽炎线，中指下 1 线上存在岛纹，提示易患咽炎。

❸2 线中部弯曲上抬，提示神经系统异常。

❹双手存在细纹组成的 4 线，提示精神紧张、失眠。

❺7 线存在"#"纹，提示血压偏低。

❻右手 11 线向下延伸，提示肾气不足。

❼左手存在 12 线，提示肝脏功能异常。

❽中指指间关节存在阳络，提示平素易头晕。

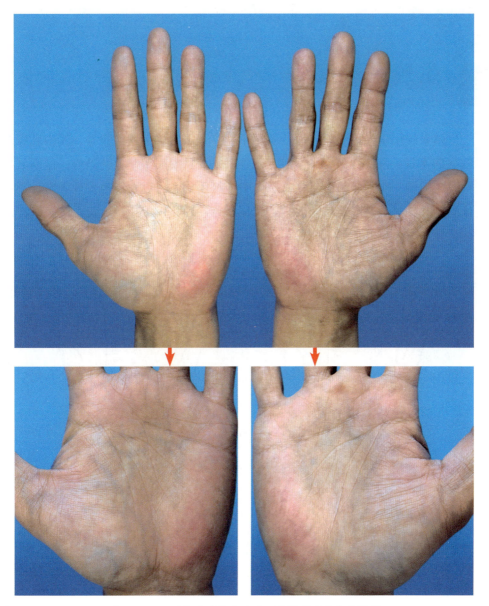

图 3-7-15　甲状腺功能亢进症、慢性胃炎患者手诊图

⑨ 右手鼻区存在暗斑，提示陈旧性鼻病。

⑩ 双手桡侧肺区存在亮色斑点，提示肺部疾病。

⑪ 3 线内侧，肝区存在阳络，提示肝气郁结。

⑫ 大鱼际中部存在胃炎线及"□"形纹，提示慢性胃炎。

⑬ 大鱼际下方存在垂直于边缘的阳络，小鱼际存在暗红色斑点，提示肠道
　 瘀滞。

# 生殖系统疾病

生殖系统疾病包括乳腺疾病、不孕不育症及子宫、阴道疾病等，其中乳腺及子宫疾病尤其是占位性病变易发展为恶性肿瘤，且发病率呈上升趋势，但因其早期症状不典型，非常容易被忽视。临床中应用手诊，可以直观地发现异常，预测性地判断相关风险并嘱患者及时检查，尽早诊断，积极治疗。生殖系统疾病涉及手诊区域见图3-8-1。

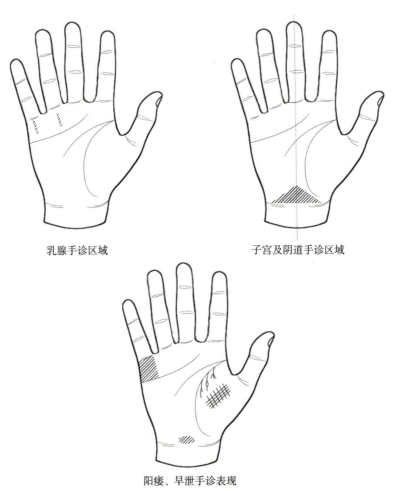

乳腺手诊区域 子宫及阴道手诊区域

阳痿、早泄手诊表现

图3-8-1 生殖系统疾病涉及手诊区域

### 一、乳腺疾病

乳腺的手诊区域位于两肺区外侧，呈条状，桡侧不超过中指与无名指指缝处，尺侧不超过小指尺侧缘，如图3-8-2所示。此区域出现异常提示乳腺增生，可见以岛纹为主要表现的病理纹，主线可出现异常。

#### （一）手诊表现

（1）无名指下1线、2线间可见纵向叶状岛纹，岛纹内可见"米"字纹及"十"字纹。

（2）1线末段多有分叉。

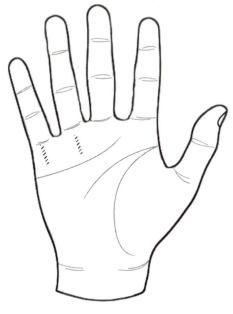

图3-8-2　乳腺区

#### （二）辅助诊断

（1）乳腺增生患者中指甲面可见链条样改变，无名指甲面可见沙粒样排列成条状的凸起纵纹，甲色较白，甲皮黏连。

（2）食指指腹弓形纹，提示乳腺增生倾向。

（3）无名指下1线、2线间凹陷，提示乳腺癌手术或胸部手术术后，见图3-8-3。

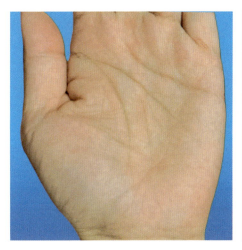
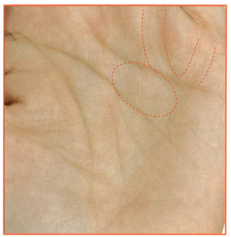

图3-8-3　乳腺癌术后乳腺区及无名指下1线、2线间凹陷

（4）乳腺增生患者叶状岛纹部位呈灰黑色或深棕色，掌纹凹陷或皮肤质硬，病理纹深且粗，提示乳腺癌可能。

（5）女性左手指纹开口向小指侧多者，提示情绪忧郁，易患乳腺疾病。

### （三）病案举例

#### 双侧乳腺多发结节伴钙化

乳腺结节是指乳腺组织内有一个或多个肿块，本病的发生与激素水平、遗传因素、生活习惯等有关。乳腺结节可能是良性的，如纤维腺瘤、囊肿等，也可能是恶性的，如乳腺癌。对于乳腺结节的治疗，西医常采用手术切除、药物治疗等方式。对于良性结节，建议定期随访观察；对于恶性结节，则需要根据具体情况进行手术切除，后续进行放疗或化疗。

中医学认为女性"乳房属胃，乳头属肝"，乳腺疾病的发生与肝、脾、肾等脏腑功能失调，以及气血运行不畅、痰湿凝滞、情志不畅等因素密切相关。中医学治疗乳腺疾病主要通过调理人体的整体功能，恢复脏腑气血的平衡，达到消除病因、缓解症状、防止复发的目的。常用中药内服或针刺相关穴位，以调节经络气血，缓解乳房疼痛和肿块，也可嘱患者按摩乳房及相关穴位，促进乳房血液循环，缓解疼痛。

**例** 患者，女，53 岁，双侧乳腺多发结节伴钙化，手诊图见图 3-8-4。

（1）乳腺结节相关手诊表现

❶ 无名指下 1 线、2 线间可见纵向叶状岛纹。

❷ 双手 1 线末段存在分叉。

❸ 右手桡侧乳腺区整体色暗且可见暗棕色及白色斑点。

❹ 左手桡侧乳腺区可见暗红色斑点，尺侧可见红白相间斑点。

❺ 双手掌色不均，多斑点，提示多有瘀滞类疾病。

（2）其他手诊阳性表现

❶ 1 线呈锁链状，提示呼吸系统功能较差。

❷ 2 线、3 线起始段纹路较杂乱，可见岛纹，提示自幼脾胃功能较差。

❸ 2 线、3 线起始段色暗，提示情绪不佳。

❹ 3 线末段存在岛纹，提示子宫肌瘤。

❺ 双手存在寸断 4 线，提示慢性消化系统疾病。

❻ 7 线向下延伸，穿过 1 线，且酸区偏大，提示血压升高。

❼ 双手无 11 线，且坤位光滑，纹路减少，提示肾气不足。

❽ 左手可见较浅 12 线，提示慢性肝病。

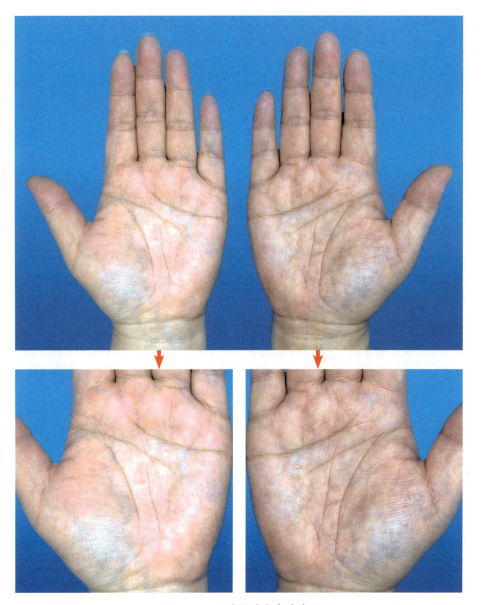

图 3-8-4　乳腺结节患者手诊图

⑨ 1 线、2 线之间方庭区多"十"字纹，提示心律不齐。

⑩ 中指近端指间关节存在血络，提示存在头晕。

⑪ 左手鼻炎区存在淡红色斑点，且存在"米"字纹，提示鼻炎。

⑫ 双手巽位存在亮白色斑点，提示胆囊疾病。

⑬ 双手肺区色暗，提示肺部陈旧性疾患。

⑭ 双手肝大区存在岛纹，肝区存在斑点且较饱满，提示肝脏疾病。

⑮双手胃 2 区存在淡红色斑点，提示脾胃不适或有胃炎。

⑯左手子宫区可见岛纹，提示子宫疾病。

⑰右手小鱼际可见深色斑，大鱼际色青，提示肠道瘀滞。

⑱存在血脂丘，提示血脂异常。

## 二、不孕不育症

不孕不育症是指育龄夫妇在正常性生活且未采取任何避孕措施的情况下，超过一年未能怀孕的情况。其病因复杂，涉及多种因素。在女性中常见原因包括排卵障碍、输卵管堵塞、子宫内膜异位症等；在男性方面，精子质量差、睾丸功能异常等也是导致不育的重要因素。此外，年龄也是一个不可忽视的因素，女性在35 岁后，生育能力逐渐下降，而男性在 40 岁之后，精子质量也会受到影响。心理因素、生活习惯、环境污染等也会对生育能力产生影响。西医治疗主要包括药物治疗、手术治疗和辅助生殖技术（如试管婴儿等）。

中医学认为肾主生殖，不孕不育的根源在于肾精、肾气的不足，且脏腑之间关系密切，肝、脾、心等脏腑功能失调均可影响生殖功能。因此治疗时需在调经补肾的基础上，调和整体脏腑功能来达到阴阳、气血平和，可根据患者的体质和病情，选择中药内服或针灸等方法治疗。

不孕不育症的手诊表现男性与女性略有不同，但以主线及 11 线（性线）变化为主。

### （一）手诊表现

#### 1. 女性不孕症

（1）无 11 线或双手仅 1 条 11 线，11 线走行向下。

（2）3 线有中断，末段纹路较乱。

（3）腕横纹有中断或模糊不清，走行弯折，夹角角度较小。

（4）掌部小指下（坤位）及小鱼际平坦。

（5）小指较短，未达到无名指末节横纹。

#### 2. 男性不育症

（1）11 线浅短有分叉或消失，11 线走行向下。

（2）3 线较短或有中断。

（3）掌部小指下（坤位）平坦。

（4）可仅有 3 条主线。

（5）大鱼际可见"□"形纹。

## （二）辅助诊断

（1）人中沟浅短，颜色偏青色。

（2）坎位（地球丘）纹理杂乱，提示肾功能较差，易患不孕不育症。

（3）3线起点偏低，提示血压偏低，易患不孕不育症。

（4）十指指纹弓形纹较多，无名指及小指第三指节短者，中指近掌面指节有明显"十"字纹，提示生殖功能障碍。

（5）3线末段及4线近掌根末段出现切割的干扰纹，提示生殖功能较差。

（6）女性小指甲根小，皮带紧缩，但甲前端宽大，提示不孕症。

（7）男性十指甲均呈宽大型，提示不育症。

（8）拇指指甲宽短，男性提示少精、死精症，女性提示子宫发育不良。

（9）食指指甲比其他指甲光亮，且指甲偏向桡侧，提示女性输卵管不通。

（10）小指指甲宽大增厚，皮带呈咖啡色，提示男性肝脏疾患或心脏疾患引起性功能障碍。

## （三）病案举例

### 不孕症

例　患者，女，31岁，不孕症，手诊图见图3-8-5。

（1）不孕症相关手诊表现

❶仅1条11线，且末段走行向下。

❷3线存在中断，且末段纹路杂乱。

❸小指短小。

❹全掌不饱满。

（2）其他手诊阳性表现

❶1线呈锁链状，提示呼吸系统功能较弱。

❷2线、3线起点纹路杂乱，提示自幼脾胃功能较差。

❸2线延长形成13线，且13线上可见"十"字纹，提示重大疾病及肿瘤高危。

❹3线断续，或有重大疾病发生。

❺左手5线中部及尾部出现岛纹及"△"形纹，提示心脑血管功能较差。

❻左手2线、4线及5线围成三角形，提示心血管功能较差。

❼存在9线，提示存在过敏性疾病。

❽鼻炎区存在暗色斑点，提示慢性鼻炎。

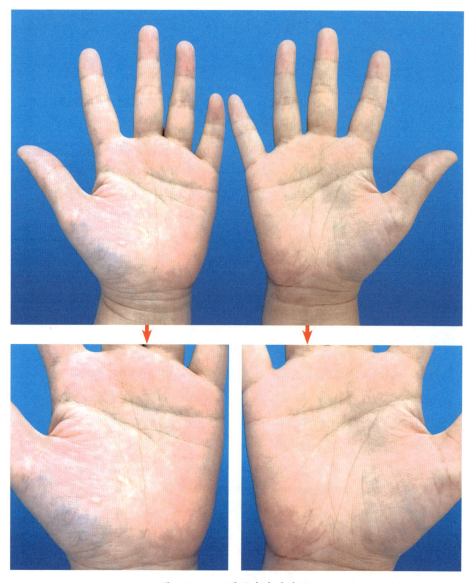

图 3-8-5　不孕症患者手诊图

⑨ 咽喉区可见"△"形纹，提示咽喉疾病。

⑩ 右手失眠区存在较多暗斑，提示失眠多梦。

⑪ 左手桡侧乳腺区存在岛纹，且左手 1 线、2 线间可见岛纹，提示乳腺结节或增生。

⑫ 胃 1 区可见小岛纹，提示胃部疾病。

⑬ 双手坎位可见小岛纹，提示子宫或阴道疾病。

⑭ 大鱼际下部可见血络，提示肠道积滞。

⓯拇指根部可见血络，提示心血管功能较差。

## 三、阳痿及早泄

阳痿，也称为勃起功能障碍，是指男性在性行为中无法维持足够的勃起以完成性交的状态。阳痿的原因可分为生理因素和心理因素两大类。生理因素包括内分泌问题、药物产生的副作用以及其他慢性疾病，如高血压、动脉硬化、糖尿病等都可能会影响勃起功能。同时，心理因素也十分重要，包括焦虑、抑郁、伴侣关系不和谐等。这些因素形成恶性循环，导致男性在面临性行为时产生更大的心理负担，从而加剧阳痿的症状。

早泄是指男性在性行为中难以控制射精的时间，不能完成正常性生活的一种男性性功能障碍。根据国际性医学学会的定义，早泄可分为原发性和继发性两种类型。原发性早泄通常是指男性从初次性生活开始就存在射精过快的问题，而继发性早泄则是指男性在一段时间正常的性生活后，突然出现的射精过快现象。

中医学认为阳痿和早泄与人体脏腑经络气血的盛衰关系密切，由于情志内伤、虚损、湿热等原因，致使宗筋失养而松弛，引起阴茎痿弱不起，勃起不坚，或坚而不能持久的一种病证。中医学治疗应进行整体辨证，结合患者的体质对症治疗。

阳痿、早泄的手诊区域主要以 3 线及其内侧、大鱼际区域、坎位及坤位为主，如图 3-8-6 所示。上述区域出现异常表现提示肾气不足，表现在男性性功能上即出现阳痿或早泄症状。

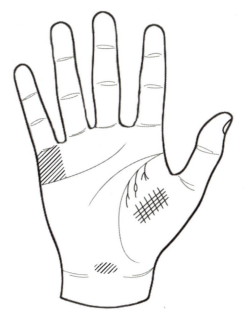

图 3-8-6　阳痿、早泄手诊区域

### 手诊表现

（1）大鱼际存在较深格子纹，见图 3-8-7。

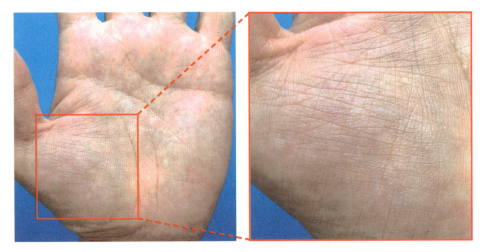

图 3-8-7　大鱼际较深格子纹

（2）11 线出现变异，可见 11 线末段向下弯曲，或 11 线浅短甚至无 11 线，见图 3-8-8。

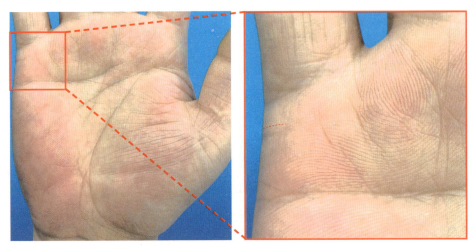

图 3-8-8　11 线浅短且末段趋势向下

（3）坎位、坤位及小指下方掌缘可见凹陷，见图 3-8-9。

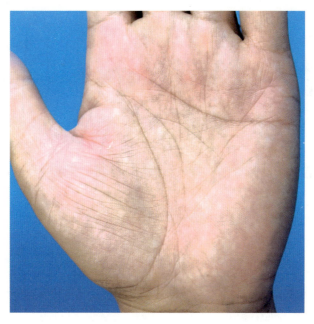

图 3-8-9　坎位及坤位凹陷

（4）部分患者可见 3 线内侧多条树状分支，分支上可存在岛纹，见图 3-8-10。

（5）部分患者可见小指短且弯曲。

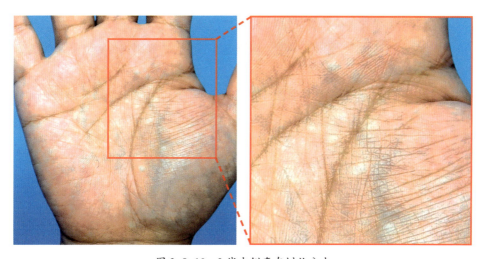

图 3-8-10　3 线内侧存在树状分支

## 四、子宫及阴道疾病

子宫及阴道的手诊区域位于中指竖直平分线和腕横纹（最上条）交点略上方，

如图 3-8-11 所示。上述区域出现异常表现可提示出现盆腔炎、子宫肌瘤、宫颈癌等疾病。主要表现为子宫区的病理纹及 3 线末段的纹理变化。

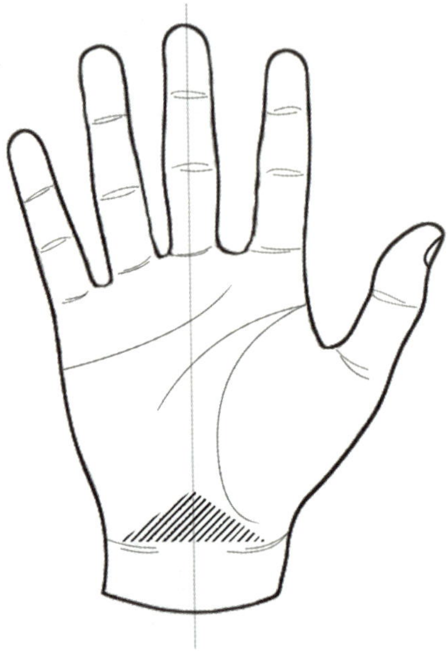

## （一）手诊表现

### 1. 盆腔炎

（1）3 线末段呈羽状纹变浅，可见"米"字纹、"十"字纹。

（2）手腕血络可深入大鱼际。

（3）掌色整体偏红。

### 2. 子宫肌瘤

（1）3 线末段出现岛纹。

（2）腕横纹可出现中断。

（3）子宫区可见"十"字纹、暗色斑点或异常凸起，斑点色暗凸起，常提示肿瘤恶变。

图 3-8-11　子宫及阴道区手诊区域

## （二）辅助诊断

（1）2 线、3 线起点间隔较大者，性格多急躁，易患妇科带下病。

（2）食指指甲桡侧或无名指甲沿、桡侧近端变红，边缘甲肉分离，提示慢性输卵管炎。

（3）食指甲沿毛糙且有粗细不等及凹凸变化、边缘变红，提示卵巢周围炎。

（4）食指甲沿的甲肉分离，边缘黑变，无名指或小指指甲变黑、残缺，十指指甲灰白色，提示慢性盆腔结缔组织炎。

（5）双手均有 13 线且末段出现岛纹，提示肿瘤恶变。

（6）十指甲根白色月牙处出现黑色条状线，提示肿瘤恶变。

（7）子宫区出现圆形纹，提示体内保留节育环，见图 3-8-12。

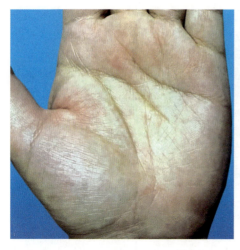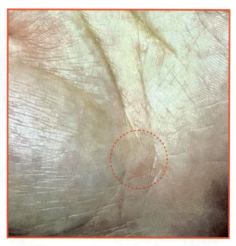

图 3-8-12　子宫区圆形纹

## （三）病案举例

### 1. 盆腔炎

盆腔炎是指女性生殖系统内的感染，主要包括子宫、输卵管和卵巢等器官感染，主要由细菌引起，最常见的病因是性传播感染（如淋病和衣原体感染）。盆腔炎的症状多种多样，常见症状包括下腹痛、发热、阴道分泌物增多、月经异常等，若病情严重可有寒战、高热、头痛、食欲不振等。然而，症状的轻重程度因人而异，有时轻微的感染也可能没有明显的症状。西医治疗以抗感染为主，必要时根据患者的年龄、病灶的范围和生育要求行手术治疗。

例　患者，女，盆腔炎，手诊图见图 3-8-13。

（1）盆腔炎相关手诊表现

❶ 右手 3 线末段呈羽状纹变浅。

❷ 双手子宫区存在"米"字纹。

❸ 手腕血络深入大鱼际。

❹ 掌色整体偏红。

❺ 腕横纹处存在多处血络。

（2）其他阳性手诊表现

❶ 1 线起始段存在锁链纹，整体多见下羽状纹及干扰纹，提示自幼呼吸系统功能较差。

❷ 1 线末段延伸至食指、中指之间，提示易患咽喉疾病。

❸ 2 线起点高，形成川字掌，提示患者平素性情急躁。

❹ 2 线中部分叉，提示易患心脑血管疾病。

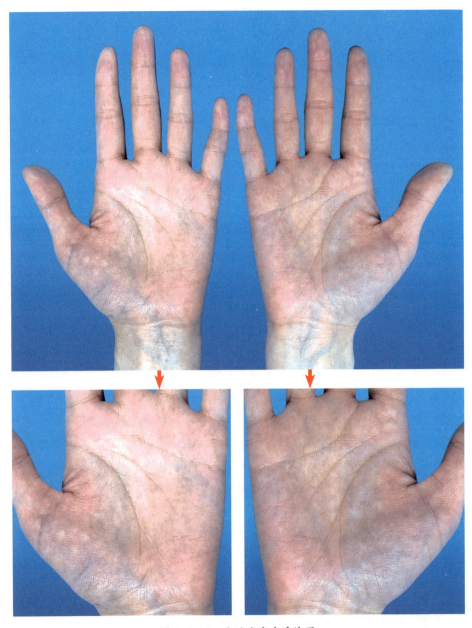

图 3-8-13　盆腔炎患者手诊图

⑤ 3 线中部分叉，且向尺侧走行，提示膝痛。

⑥ 双手均存在细纹组成的 4 线，提示易患神经系统疾病。

⑦ 双手均存在 8 线，提示作息不规律或存在糖尿病家族史。

⑧ 双手存在 9 线，提示易患过敏性疾病。

⑨ 双手存在 10 线，提示情绪不佳。

⑩ 左手 11 线末段存在岛纹，提示易患尿路感染。

⑪ 小指短且弯曲，提示肾气虚。

⑫ 偏头痛区存在白色斑点，提示易患偏头痛。

⑬ 咽喉区色深，提示慢性咽喉疾病。

⑭ 胃 1 区凹陷且存在较深褶皱，另存在格子纹及"十"字纹，提示存在慢性萎缩性胃炎。

⑮ 胃 2 区色青、3 线内侧存在血络，提示胃中虚寒。

⑯ 右手胃 2 区存在"△"形纹及岛纹，结合胃 1 区表现，提示存在胃炎。

⑰ 双手肝大区存在"十"字纹，提示肝损害。

⑱ 大鱼际处存在垂直于赤白肉际的血络，提示肠道积滞。

⑲ 拇指指根存在血络，提示冠心病。

### 2. 子宫肌瘤

子宫肌瘤是生长在子宫平滑肌层的良性肿瘤，它的形成与体内的激素水平变化有关，尤其是雌激素的分泌增加，会刺激肌肉细胞的增生，从而形成肌瘤。子宫肌瘤的大小和数量各异，有些女性只有小的肌瘤而没有任何症状，而另一些女性则可能有多个较大的肌瘤，导致明显的不适。在治疗方面，子宫肌瘤的处理方式主要取决于肌瘤的大小、位置和患者的症状。对于无症状的子宫小肌瘤，建议定期观察，保持健康的生活方式即可，如果症状严重，需要采取药物和手术治疗。

例 患者，女，48 岁，子宫肌瘤，手诊图见图 3-8-14。

（1）子宫肌瘤相关手诊表现

❶ 双手 3 线末段出现岛纹。

❷ 子宫区可见红棕色斑点。

❸ 掌纹呈咖啡色，干扰纹较多，提示疾病易向恶性进展。

（2）其他手诊阳性表现

❶ 1 线较多下羽状纹，提示呼吸系统功能较差。

❷ 2 线延长形成 13 线，提示恶性疾病或相关家族史。

❸ 2 线中部存在岛纹，提示易头晕。

❹ 1 线、2 线间存在较多"十"字纹及"#"纹，提示心律不齐。

❺ 右手 7 线穿过 1 线，且酸区增大，提示易患高血压。

❻ 双手存在 9 线，提示易患过敏性疾病。

❼ 左手胆 1 区存在"△"形纹，胆 2 区色暗，提示胆囊疾病。

❽ 双手 2 线、3 线起始段纹路杂乱，提示自幼脾胃功能较差。

❾ 双手肝大区色暗，提示情绪不佳。

❿ 双手肝大区较多岛纹，提示肝脏疾病。

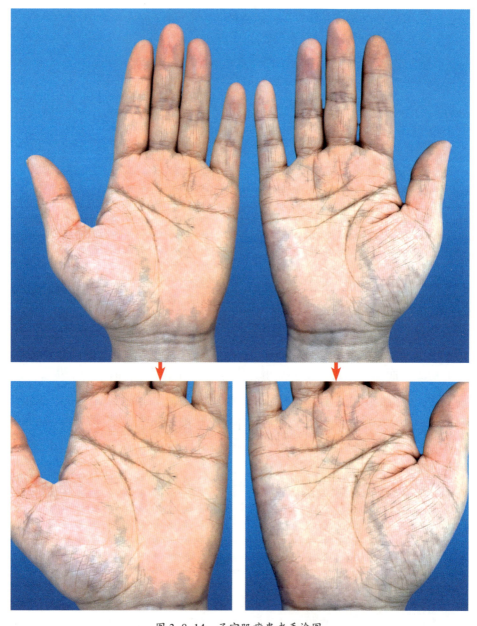

图 3-8-14　子宫肌瘤患者手诊图

🕚双手胃 1 区可见较多"△"形纹、"#"纹、格子纹及红白相间斑点，提示胃中不适，可进展为胃炎或胃溃疡。

🕛胃 2 区可见淡红色斑点及红棕色斑点，提示慢性胃部疾病伴有新发急性胃部疾病。

🔞3 线内侧存在血络，提示胃中寒凉。

# 参考文献

［1］ 田代华，刘更生整理. 灵枢经［M］. 北京：人民卫生出版社，2005.

［2］ 王晨霞. 现代掌纹诊病［M］. 2版. 兰州：甘肃民族出版社，1995.

［3］ 王大有. 掌纹诊病实用图谱［M］. 北京：北京科学技术出版社，2004.

［4］ 刘剑锋. 观手知病——气色形态手诊法精要［M］. 北京：中国科学技术出版社，1991.

［5］ 张颖清. 全息胚与全息胚学说［J］. 自然杂志，1989，12（1）：26-34.

［6］ 汪宏. 望诊遵经［M］. 上海：上海科学技术出版社，1959.

［7］ 黄志信. 掌纹诊病之理论研究［D］. 济南：山东中医药大学，2013.

［8］ 赵理明. 望手诊病图解［M］. 沈阳：辽宁科学技术出版社，2013.

［9］ 赵理明. 解读掌纹密码——看手诊治常见病［M］. 北京：化学工业出版社，2007.

［10］ 赵理明. 手诊快速入门［M］. 沈阳：辽宁科学技术出版社，2008.

［11］ 蔡洪光. 观手知健康——经络全息手诊［M］. 2版. 广州：广东科技出版社，2011.

［12］ 庄振西. 手形 手纹 手诊［M］. 北京：华龄出版社，1993.

［13］ 胡云高. 手掌诊病基础图解［M］. 南昌：江西科学技术出版社，2004.

［14］ 刘剑锋，刘谦. 刘剑锋常见病手诊手疗法［M］. 北京：中国医药科技出版社，2013.

［15］ 李岩，周震，贺小靖. 图解火针疗法［M］. 北京：中国医药科技出版社，2021.

［16］ Li J, Glover JD, Zhang H, et al. Limb development genes underlie variation in human fingerprint patterns［J］. Cell, 2022, 185（1）: 95-112.

［17］ 邱世海. 对女子散打运动员皮纹特征及选材研究［C］//Singapore Management and Sports Science Institute, Singapore, Huazhong Normal University, China. Proceedings of 2017 7th ESE International Conference on Management Science, Education Science and Human Development（ESE-MEH 2017）. 大连交通大学体育工作部，2017：340-346.